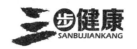

JIANGYA
JIUSANBU

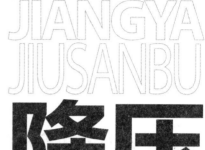

降压就三步

朱 宏/著 良 石/整理

U0200817

良石整理编委会

石永青	贾丽娜	解红芳	蔡利超	郭文婷	任艳玲	张红涛	石有林
李章国	贾献超	李宪广	王会军	李桂英	石军霞	李凤霞	李玉霞
李振海	杨焕瑞	李孝天	李孝鹏	李孝莹	石长青	杨文亮	石振广
李晓东	杜利红	李同领	张新荣	姚国芳	魏艳丽	魏红增	王会娟

CNS
PUBLISHING & MEDIA
中南出版传媒

湖南科学技术出版社

图书在版编目（CIP）数据

降压就三步 / 朱宏著. -- 长沙 ： 湖南科学技术出版社，
2018.6
ISBN 978-7-5357-9787-2

Ⅰ．①降… Ⅱ．①朱… Ⅲ．①高血压－诊疗 Ⅳ．①R544.1

中国版本图书馆CIP数据核字(2018)第076581号

JIANGYA JIU SANBU
降压就三步

著　　者：朱　宏
整　　理：良　石
责任编辑：李　忠　王　李
出版发行：湖南科学技术出版社
社　　址：长沙市湘雅路 276 号
　　　　　http://www.hnstp.com
淘宝店铺：北京良石嘉业图书公司
邮购联系：公司发行部 18610916845
印　　刷：香河利华文化发展有限公司
　　　　　（印装质量问题请直接与本厂联系）
厂　　址：香河县安平镇王指挥庄村东
邮　　编：065400
版　　次：2018 年 6 月第 1 版
印　　次：2018 年 8 月第 2 次印刷
开　　本：710 mm×1000 mm　1/16
印　　张：13.75
书　　号：ISBN 978-7-5357-9787-2
定　　价：30.00 元

PREFACE 前 言

　　高血压是危害人类健康的无声杀手，其病死率之高，名列诸病前列。世界卫生组织预计，大约到2020年，高血压等慢性生活方式病将成为危害人类健康的头号杀手。

　　近年来医学研究表明，高血压与饮食、运动、睡眠的关系十分密切。

高血压与饮食

　　大量流行病学调查资料证明，许多营养因素，如热量、钠、钾、镉、锌、脂肪、胆固醇、蛋白质、维生素及食物中某些其他成分，同高血压的发病有关，并对高血压的防治具有积极意义。因此，在高血压的防治中，合理营养是十分重要的，其效果有时不亚于降压药。通过膳食调节控制血压，能显著降低脑血管意外和冠心病的死亡率。

高血压与运动

　　研究发现，绝大多数原发性高血压患者，尤其是高血压1、2级患者，经过一段时间的体育锻炼后，他们的头晕、头痛、头胀、目眩、失眠、心悸等症状便会减轻，甚至能完全消失；同时血压也会出现不同程度的下降。

美国大学医学专家曾观察了50例高血压患者参加散步、慢跑等运动对血压的影响，发现3～4个月后，85％患者血压恢复到正常，其中38例患者还完全停用各种降压药，仅靠体育锻炼就可使血压稳定在正常范围。

高血压与睡眠

纽约哥伦比亚大学詹姆斯·甘维施博士曾在医学杂志《高血压》上发表报告说，长期睡眠不足似乎是罹患高血压的一个重要致病因素，如果只睡很短时间，就会提高血压和心率的平均水平，由此可能会增大心血管系统的压力。

据初步统计，睡眠时间小于5小时的女性与大于7小时的相比患高血压的风险更高。年龄在32～59岁的人群中睡眠每晚少于5小时者，高血压的患病率为24％，而睡眠在7～8小时者高血压患病率仅为12％，说明睡眠减少有增加高血压的危险。人们睡得越少，5年内患高血压的风险越大。如把每天睡5小时与睡6小时的人相比较，睡5小时的人5年内患高血压概率将增加37％。

怎么降血压？其实这个方法就藏在以上研究数据里。归结为一句话就是：吃得对，迈开腿，保证睡。这句话看似简单，实行起来颇不容易。没有持之以恒的毅力，是不可能战胜高血压的。

吃得对！你知道科学的高血压饮食方案都涉及哪些方面吗？

你知道看似平常的日常饮食中有哪些对高血压患者极为不利的饮食习惯吗？你知道那些藏在你身边厨房里的"降压灵药"吗？

迈开腿！你知道高血压患者应该怎么运动吗？你知道哪些运动最适合高血压患者吗？你知道高血压患者运动中需要注意什么事项吗？

保证睡！你知道睡眠对高血压患者意味着什么吗？你知道高血压患者为什么容易失眠吗？你知道怎么保证优质睡眠以对抗高血压吗？

……

这些降血压的关键细节，将在本书中向您一一揭示。

本书语言通俗易懂，没有专业术语，让您一看就懂。书里还配备了大量实用图片，让您一看就会。在本书的最后，附上了各种常见食物所含热量表和运动消耗热量表，方便读者查询，以便更好地安排自己的饮食和运动。

武警总医院中医科

朱　宏

CONTENTS 目 录

PART 1

·第一篇·

原来这就是高血压

PART 2

·第二篇·

降低血压，吃对是关键

PART 3

· 第三篇 ·

控制血压,运动不可少

PART 4

·第四篇·

稳定血压，睡眠得优质

PART 5

·第五篇·

三步之外：奇招妙术显神通

PART 1 第一篇

原来这就是高血压

第一步：补充知识好降压

第二步：一定做好血压检查

第三步：学会给自己测量血压

第一步：补充知识好降压

血压是什么？

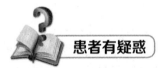 **患者有疑惑**

　　什么是血压？血压的意义在哪里？很多高血压患者搞不清楚这个问题，只知道血压高了不好。通俗地说，血液在血管内流动，如同河水在河道内流动，血液如同河水，血管如同河道，那么血管壁就相当于河堤。河水在河道内流动，就会对河堤产生压力。同样，血液在血管内流动，对血管壁也会产生相当于河水对河堤的压力，用血压计测量出的这种压力就是血压。

专家来解疑

　　人体血管有动脉、静脉和毛细血管之分，通常所言的血压一般是指动脉血压。

　　心脏的主动脉向全身延伸，逐渐分叉变细，当分布于周身各部位、各器官时，形成细如棉纱的小动脉。小动脉的前端又分为无数根用显微镜才能看见的毛细血管，再集中起来形成静脉，然后经静脉返回心脏。医学上称为循环系统，循环系统包括心脏、动脉、静脉和毛细血管等。

　　心脏收缩时，血液将通过主动脉输出，但因小动脉中血液很难流通，所以心脏必须强有力地收缩，用高压将血液输往全身，这个最高血压就是收缩压（即高压），也就是说心脏收缩时血压达到的最高值为收缩压。

　　但当心脏舒张时，主动脉的收缩恢复原状。但仍能使血液在血管内流动，此时的血压为最低血压，又称舒张压（即低压），即心脏舒张时血压的最低值为舒张压。

人体血压为什么会升高?

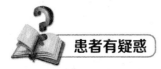
患者有疑惑

　　有很多患者问我,为什么他们测量血压有时高有时低,是不是病情反复了。我仔细问了一下,原来这些患者测量血压有时在早上,有时则在临睡前。我告诉他们,血压本身的高低受很多因素影响,比如心脏功能、血管阻力和血容量等,也与年龄、季节、气候和职业等密切相关。活动时与不活动时,血压就有区别,运动、吃饭、情绪变化、大便、性交等均会导致血压的升高,而休息、睡眠则会使血压下降。甚至就连时间不同,血压也会不一样,血压最高点一般在上午9~10时及下午4时至晚上8时,血压最低点在午夜1~3时。

专家来解疑

　　人体血压的升高与降低受人体内多种调节因素的影响和控制,要想知道血压为什么会升高,就必须知道人体内的血压是怎样调节的。

人体血压的调节受神经和体液两大因素的影响。

1. 神经调节

（1）心脏的神经支配：心脏和四肢肌肉一样，有神经支配。支配心脏的神经称为自主神经，如交感神经的心交感神经和副交感神经的迷走神经。心交感神经兴奋时，其末梢释放一种称为去甲肾上腺素的血管活性物质。这种物质作用于心肌细胞膜上的肾上腺素能 β 受体，导致心率加快，心肌收缩力增强，心输出量增加，血管收缩，血压升高；副交感神经兴奋时，其末梢释放一种称为乙酰胆碱的活性物质。这种物质作用于心肌细胞膜上的M受体，导致心率减慢，心肌收缩力减弱，心输出量减少，血管扩张，血压下降。在正常情况下，交感神经和副交感神经对心脏的作用是相互依存，相互对抗，相互协调的。

（2）压力感受器机制：神经系统对心血管活动的调节是通过各种反射来实现的。在颈动脉窦和主动脉弓的血管壁外膜上，有丰富的感觉神经末梢，当动脉血压由低逐渐升高时，感觉末梢受压力影响兴奋增加，而发放神经冲动，经传入神经到达心血管中枢，改变心血管中枢的活动，使降低反射的活动增强，通过传出神经纤维影响心脏和血管的活动，使心脏收缩减弱，血管扩张，外周阻力下降，血压下降，而保持动脉压在一定的水平。相反，当血压突然降低时，颈动脉窦压力感受器将信息传到血管中枢，降压反射减弱，心输出量增加，血管收缩，外周阻力增加，血压升高。

（3）化学感受器系统：在颈动脉窦和主动脉弓附近存在着化学受体（感受器），对血液中的氧和二氧化碳含量极为敏感。在机体缺氧状态下，化学感受器受到刺激后，反射性地引起呼吸加速，外周血管收缩，血压上升；但当血压下降时，感受器受到刺激，它们可发出信号，通过血管舒缩中枢和自主神经系统，以调节动脉血压，使之恢复正常。

2. 体液调节

体液调节是血液和组织液的一些化学物质对血管平滑肌活动的调节。儿茶酚胺类（肾上腺素、去甲肾上腺素等）、肾素、血管紧张素、抗利尿激素等，具有收缩血管的作用，可使血压升高。

原发性高血压首要目标是控制血压

患者有疑惑

有患者说，反正高血压也治不好，索性不治疗了，顺其自然吧。这种认识是极端错误的。我们必须认识到，从表面来看，降压治疗的目的是将血压降低到正常范围内，实际上，治疗高血压的主要目的是最大限度地降低心脑血管疾病的死亡和病残（瘫痪等）危险，并减少其他并发症的发生。

现已证实，有效控制血压能明显减少心脑血管意外（心肌梗死、脑梗死）的发生率，降低死亡率，延长患者的生命。

专家来解疑

所以，原发性高血压的治疗首要目标是控制血压，其次要避免并发症的发生。

原发性高血压对人体的最直接影响是增加心脏的负担，使心脏的每一次搏动更为"费力"，还会激活体内多种生物因子，日久则会引起心肌肥厚、心脏扩大，即并发高血压性心脏病。最终可导致心力衰竭，部分患者可因心律失常发生猝死。

相对而言，人们对于高血压对心脑血管的损害还有所了解，除此之外，高血压的一些"非显形"损害就可能鲜为人知了。比如脑动脉粥样硬化还可引起血管性痴呆，是老年性痴呆的重要病因。

动脉粥样硬化患者中有70%～80%伴有高血压。动脉粥样硬化如果发生在冠状动脉上，可导致冠心病，引起心肌缺血、心绞痛、心律失常、心力衰竭，甚至引发急性心肌梗死。动脉粥样硬化如果发生在脑动脉上，轻则引起脑供血不足，严重的可致脑梗死（缺血性卒中）。在脑动脉粥样硬化的基础上，如果出现血压的急剧增高，就会导致脑出血（出血性卒中）。如果动脉粥样硬化发生在肾动脉上，可导致肾组织缺血，最后出现肾功能不全，严重的可致尿毒症，而后者又可加重高血压，形成恶性循环。此外，颈动脉粥样硬化同样可影响脑供血，导致头晕、乏力、记忆力减退等症状。下肢动脉硬化可导致下肢缺血，出现发凉、麻木、间歇性跛行甚至下肢坏疽。原发性高血压还可影响眼睛，使视网膜动脉痉挛、硬化，导致阵发性视物模糊甚至视力严重减退。由于原发性高血压对人体健康的损害都是悄无声息的，所以，有人把它形象地比喻为"隐形"杀手。

心血管危险与血压之间的相关呈连续性，在正常血压范围并无最低阈。因此抗高血压治疗的目标是将血压恢复"正常"或"理想"水平。大量实验数据证明，经降压治疗后，在一定的范围内，血压降得越低，危险亦降低得越多。青年、中年人或糖尿病患者降压至理想血压或正常血压（<130/85毫米汞柱），老年人至少降压至正常高值（140/90毫米汞柱）最妥。自测血压，日间收缩压要比门诊血压低1015毫米汞柱，舒张压比门诊血压低510毫米汞柱。高危的患者，血压降至目标水平对于其他危险因素的治疗就显得很重要了。

降血压从改变环境开始

恶劣的环境不仅带来烦恼与不快，而且对高血压患者更是不利的因素。

我们讲高血压患者需要清静的生活环境，主要是指不得有噪声污染。声学研究告诉我们，大于85分贝噪声能对人体神经系统和心血管系统等产生明显的损害。例如，当你突然听到刺耳的警报喇叭声，就会心惊胆颤或怒气顿生，此时心跳加快，血压升高。长时间生活在噪声污染很大的环境中，不但使人情绪变坏，而且血压值明显高于生活在清静环境中的人。国内外的专家研究均已证实，噪声影响人的情绪，损害神经系统和心脑血管的功能，是导致血压升高的重要原因之一。因此，高血压患者宜生活在一个比较清静的环境中，在居室内外栽些花，种些树，把周围环境打扫干净，收拾得整齐美观，使人心情舒畅。这可消除精神紧张因素，解除疲劳，常可使血压渐趋稳定或有所下降。

需要注意的是，这里并不是说环境越安静越好。如果人长期处于超乎异常寂静的环境中（小于10分贝），会能使人脑神经迟钝，产生孤独感，在心理上引起不良反应，对高血压病的康复也不利。因此在非常寂静的环境中，应放放轻音乐，创造一个适当的快乐的环境才有利于高血压的治疗和康复。

吃太多不仅仅是胃的负担，还是血压的负担

人体所需的营养素，要靠饮食来获取。因此，保持良好的饮食习惯是很必要的。但是，长期饱食并不是良好的饮食习惯，长

期饱食对人体健康是无益的。

现代医学认为，经常饱食，会使胃肠的负担加重，使消化液供应不足，甚至会引起消化不良。每餐饮食过饱，血液过多地集中在胃肠，使心脏、大脑等重要器官相应供血不足，以致使人感到困乏，工作效率下降，冠心病患者还容易引起心绞痛发作。

长期饱食，摄入的营养量超过身体的需要量，不但会有过多的脂肪贮存在体内，而且碳水化合物和蛋白质也会在体内转化成脂肪贮存起来，贮存的这些脂肪大多分布在皮下、肝脏、腹壁以及腹腔内的大网膜和肠系膜上，会造成腹压增高、腹壁肌肉松弛、腹部向外突出。进而加大血管阻力，容易引发血压的骤然升高和剧烈波动。

国内外长寿研究的结果表明，减少能量的摄入，供给足够的果蔬和适量蛋白质有助于健康长寿。这是因为已患有或者具有发生高血压病倾向的人，本来体内的脂肪组织就逐渐增加，而其他活动性组织则相应减退，全身的代谢水平降低。况且多数高血压患者的年龄多在偏大之列，体力活动趋少，所消耗的热量也相对减少。因此，作为高血压患者所需要补充的热能也相对减少。

目前，国际上推荐以 20～39 岁年龄人的热能需要作为基数，依次递减，即40～49岁者减少5％，50～59岁者减少10％，60～69岁者减少20％，70岁以上者减少30％。就一般情况而论，这个标准可作为高血压患者摄入能量的参考。当然，也不能盲目地采取"减肥法"来防治高血压病，那样弄不好会适得其反。

饮水不足或过量都不好

无论谁上了年纪，都会有由于程度不同的老化现象招致的动脉硬化。

血管失去弹性后，血管壁变厚，血管内腔狭窄；血液循环不良。与此同时，血液本身也变得与年轻时不同，红细胞与白细胞等固体成分占的比率增高，尿素与尿酸等代谢产物的排泄不良，所以血液容易变浓，呈黏糊糊的状态。

黏度增高的血液勉强地通过动脉硬化血管的管腔，所以容易发生血管堵塞，导致脑梗死和心肌梗死。

所以说如果不能避开动脉硬化，至少应让血液保持一种通畅爽利的状态，这样的话就能防止血压的上升和由此伴随产生的各种疾病。

血液是由45％的红细胞与白细胞成分及55％的含有蛋白质、碳水化合物、脂肪、矿物质的血清液体成分组成的。

这其中最容易产生问题的是脂肪，多余的脂肪不仅贴在血管壁上成为动脉硬化的原因，而且血液中的脂质增加，就会使血黏度增高，使血液循环不良。

因此减少过多的脂肪是必要的，这就需要时间。要从现在立即开始，有效的方法就是充分地补充水分。简单地说就是用水稀释血液，使血液恢复流畅的状态。

喝多少水合适呢？建议一天饮水总量合计在1000～1800毫升最好。但喝水的时候还需要注意，一次咕嘟咕嘟大量饮水的话，就会增加血液循环量，成为血压一时性上升的原因，所以，每次少饮一点，多饮几次为宜。

高血压患者穿衣"三松"原则

高血压患者多发于中老年人，因此这个年龄组的人中穿衣要"松"。研究表明，高血压病与动脉粥样硬化症常伴随发生，而且动脉粥样硬化几乎涉及全身，其病理变化反应也是全身性的。以大腿股动脉为例，其动脉粥样硬化时血管腔狭窄，若此时过分紧勒裤带，则会进一步增加腰以下部位血液流动的阻力。为了维持人体下半身正常的血液循环，心脏这个"动力泵"不得不提高功率，血压就随之必须增高。这种血压突然升高的结果，有时会产生严重的反应。对于鞋带、衣领以及手腕扣夹的表带等，都是同样的道理，均须注意宜松不宜紧，以自然、舒适为度。

具体来说，穿衣的"三松"原则是这样的：

首先，裤带宜松，最好不用收缩拉紧的皮带，宜采用吊带式。

其次，穿鞋宜松，以宽松舒适为度，多穿布鞋。

第三，衣领宜松，尽量不系领带，如遇必须系领带时，应尽可能宽松。对于高血压患者来说，任何不起眼的人为因素都可能促使血压升高。

除了松，老年高血压患者还需要注意，不能穿硬而紧的高领服装。因为由于衣领比较高，且硬而紧，扭头时容易压迫颈动脉窦，导致晕厥的发生。

在人体颈部平喉头的动脉处，有一个压力感受器，可以感受压力刺激，在压迫或牵拉时兴奋。正常情况下，在颈动脉窦受牵拉兴奋时，通过舌咽神经第一支至延髓的循环中枢，使迷走神经兴奋，导致心率减慢、血压下降，一般收缩压及舒张压下降程度均在10毫米汞柱（1.33千帕）以下，或者兴奋从延髓扩散至大脑使血管收缩，借此调节机体的血液循环，不会造成任何危害。

但是，老年人由于动脉粥样硬化，可使颈动脉窦局部硬化，颈动脉窦过度敏感，当挤压颈部时，容易引起迷走神经反射亢进，使心率和血压骤降，造成脑供血不足而发生晕厥，有的甚至造成更严重的后果。

因此，老年高血压患者，特别是有冠心病等心脑疾病之类的人，要尽量避免穿高领且较硬的服装。

做一个"富贵人"，与重物说拜拜

有人说，高血压也是"富贵病"，因为得这个病的患者，基本就要告别重体力劳动了。比如搬运重物之类的活动，高血压患者是万万不能干的。

这是因为，如果搬动重物，一时性地增大运动量，因增大氧的消耗量，所以血液循环量必然增大，因而使血压上升。当然不必说，搬运一结束，氧的消耗量也开始下降，血压也随之下降。从事搬运重物工作的人，在反复的这种血压上升下降中，终于成为真正的高血压患者了。

这种拿重物后血压上升的身体反应无论是谁都会有。可是健康人与血压高的人相比较，血压高的人血压上升值绝对比正常人大得多。

健康人因持重物而上升的血压，工作结束后就会恢复原状。血压高的人，因血压值上升得大，会更加超越危险的界限，特别是从年轻时就从事体力劳动、对体力有自信的人，渐渐不自量力地骄傲自大，往往突破危险界线。

相反，不善于体力劳动的人，从一开始就避免体力劳动，这样就不必太担心。高血压的人对于体力工作，不必说要极度用心避开才安全，这件事也是应该清楚的。

特别是患有常年高血压，经药物控制下来的人，心脏与血管功能减弱，稍有一点过分用力，就有增加血管脆性的可能。所以对平素自己的血压变动、体力等有必要事先充分地了解。

另外，不是太重的物品，虽说比较轻，但快速激烈的活动也是危险的。即使是轻的物品，为了尽量不增加心脏与血管的负担，慢慢地活动是重要的。不要使血压的变化激烈，一点一点地增加，有必要给予血管充分的适应性。

趴在床上看书或看电视，害处大无边

我们常常看到有的人喜欢趴在床上看书、看电视，这对于没有患高血压的人问题不大，但对患有高血压的人来说，则会带来危害。由于经常长期趴伏，压迫腹部的肌肉活动，人体不能够深呼吸，而引起血中氧分不足，肌肉收缩，致使血压升高，血管压力增高，容易造成脑血管破裂。

因此，对于年龄比较大的高血压患者应该改变趴着看书、看电视的习惯。

不过，即使换个姿势看电视，也要注意时间，千万不能连着看上几个小时。

据国外研究发现，长时间看电视后，可引起机体耗氧量增加和神经系统疲劳及感官能力减退，使人的工作效率下降，连续看电视5个小时以上时，血压明显升高，此称之为升压反应。一般健康人在看过电视后不久，升压反应即消失，血压很快便恢复正常；但高血压患者的升压反应却可持续10～15小时，少数人还会出现颅内刺激症状，甚至诱发脑卒中或急性心肌梗死等。据柏林心血管病中心研究所报告，所有高血压患者在看完电视之后，血压均上升，大约有1/3的患者的血压直至次日还不能恢复到原有水平。

关于看电视引起升压反应的机制尚在探索之中。根据初步研究结果认为，造成升压反应的原因，除了精神情绪上的应激反应（尤以紧张、恐怖及悲伤的情节画面影响为著）和电视机的辐射之外，闪光、声音的刺激亦是重要因素。因此，为了您的健康和安全起见，不论是高血压患者还是正常健康人，看电视时均须注意以下几个问题：

（1）每次持续看电视的时间不应过长，通常以不超过2小时为宜。中途适当休息片刻，到室外走走，眺望远方，活动肢体，呼吸新鲜空气。

（2）看电视时，室内光线不宜太暗，最好是有较弱的侧光照明。

（3）避免电视画面"跳跃"、"闪烁"，少看惊恐悲切的情节，高血压患者以不看为宜。

（4）看完电视后若有不适反应时，就应及时节制，以免造成不良后果。

（5）看电视的距离以距电视机1.5米为度，眼睛视线的水平高于电视机屏面中心13°为宜。

第二步：一定做好血压检查

血压高就一定是高血压疾病吗？

患者有疑惑

这个不一定。血压高是多种病因引起的一个症状，而不是一个独立的疾病。原发性高血压则是指发病原理尚未完全阐明，临床上以动脉血压升高为主要表现的一种独立疾病。通俗地说，血压高了不一定就是原发性高血压，也有可能是其他疾病引起的。

专家来解疑

按病因种类，高血压可分为原发性高血压和继发性高血压。高血压患者中约90%为原发性高血压，约10%为继发性高血压。

1. 原发性高血压

即高血压病，其发病机制学说很多，但真正的病因目前尚未完全阐明，临床上以动脉血压升高为主要表现。

2. 继发性高血压

是指继发于某一种疾病或某一种原因之后发生的血压升高，应用现代医学技术能够找到其发病原因，其中大多数可通过手术等治疗技术去除病因而使其高血压得到治愈。例如继发于急、慢性肾小球肾炎，肾动脉狭窄等肾疾病之后的肾性高血压，继发于嗜铬细胞瘤等内分泌疾病之后的内分泌性高血压，继发于脑瘤等疾病之后的神经原性高血压，以及机械性血流障碍性高血压、医源性高血压、妊娠高血压综合征和其他原因引起的高血压。

怎么判定自己得了高血压？

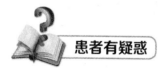

患者有疑惑

有位患者来找我看病，进门就说自己血压高，让我开药。我问他血压多高，他说不知道，但是肯定高，因为自己经常头疼头晕。我让他休息了片刻，然后给他量了量，结果这位患者收缩压120毫米汞柱，舒张压80毫米汞柱，根本就不像他感觉的那样。

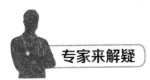

事实上，高血压的症状往往因人、因病期而异，其症状与血压升高程度并无一致的关系，这可能与高级神经功能失调有关。有些人血压不太高，症状却很多，而另一些患者血压虽然很高，但症状不明显。

高血压病常见的症状有：

1．头晕头痛

更多的高血压患者早期就出现一些症状，头疼、头胀、头晕等，头疼的部位常在两侧左右太阳穴的部位或后脑部，多为跳疼，两手压迫跳动的部位，似乎有所减轻，跳疼时躺在床上似乎引起枕头和床都一起在跳动，当人声喧闹、事情繁杂时头疼明显。头胀、头晕往往在下午加重，上午轻些。头胀时，觉得头部似乎要爆炸，头晕得像酒醉后的朦胧状态，严重时行路蹒跚，要靠着墙或扶栏杆、拄拐杖行路心里才踏实。

2．烦躁、心悸、失眠

高血压患者性情多较急躁、遇事敏感，易激动。心悸、失眠较常见，失眠多为入睡困难或早醒、睡眠不实、噩梦纷纭、易惊醒。这与大脑皮质功能紊乱及自主神经功能失调有关。

3. 注意力不集中，记忆力减退

早期多不明显，但随着病情发展而逐渐加重。表现为注意力容易分散，近期记忆减退，常很难记住近期的事情，而对过去的事如童年时代的事情却记忆犹新。

4. 肢体麻木

常见手指、足趾麻木或皮肤如蚁行感或项背肌肉紧张、酸痛。部分患者常感手指不灵活。一般经过适当治疗后可以好转，但若肢体麻木较顽固，持续时间长，而且固定出现于某一肢体，并伴有肢体乏力、抽筋、跳痛时，应及时到医院就诊，预防脑卒中（中风）发生。

5. 出血

较少见。由于高血压可致动脉脑硬化，使血管弹性减退，脆性增加，故容易破裂出血。其中以鼻出血多见，其次是结膜出血、眼底出血、脑出血等。据统计，在大量鼻出血的患者中，大约80%患高血压。

上述症状主要是血压突然升高，人体不能很快适应而引起的。一般来说，血压缓慢升高时，肌体能慢慢适应、产生症状就少；血压急剧上升时，肌体不能适应，发生症状就多。此外，和每个人的神经类型也有一定关系。

定期测量很重要

患者有疑惑

我总是不厌其烦地对患者说，血压一定要定期测量。患者表示不解，问有这个必要吗？

专家来解疑

定期测量血压，非常有必要。

由于高血压没有特异性的症状，所以中老年人应定期测量血压，警惕和预防高血压的发生。一旦发现有高血压倾向，应及早去医院做进一步检查，以明确诊断。

即使没有血压高的症状，也不能代表不会患高血压疾病。对中老年人来说，即使血压正常，也需每隔半年检查一次。如果出现症状，则应及时测量血压。特别是35岁以上的人，或家族中有高血压病史、肥胖体形、伴有高脂血症或糖尿病患者，更应经常测量血压。

定期测量血压需注意以下几点：

1. 不同日反复测量

由于影响血压的因素很多，人体血压几乎总是在不断波动，有时变化幅度可以很大，所以诊断高血压时要特别强调"不同日反复测量"，以避免将某些生理性的血压波动（如剧烈运动或情绪激动后的一过性血压升高）误判为高血压。

2. 使用标准的水银柱式血压计为测量工具

虽然目前有多种测量血压的工具，如机械式血压表、电子血压计、动态血压监测仪等，但目前仍将符合计量标准的水银柱式血压计作为最基本、最可靠的测量工具。

3. 血压测量方法的规范性

测量血压前应让患者至少静坐休息5分钟，且30分钟前禁止吸烟、饮用茶和咖啡等兴奋性食品饮料。气囊袖带规格一般为宽13~15厘米、长30~35厘米，上肢过粗或过细时须适当调整袖带规格。测量时患者取坐位，其肘关节应与心脏位于同一水平。测量舒张压时以柯氏第五相音为准。应相隔2分钟重复测量，取2次读数的平均值。如果2次测量的收缩压或舒张压读数相差>5毫米汞柱，则相隔2分钟后再次测量，然后取3次读数的平均值。

4. 门诊偶测血压仍被视为最基本的指标

虽然患者自测血压与动态血压监测被认为能够更为全面的反映1天24小时内患者血压的连续变化情况，并有助于区别"白衣性高血压"，但由于患者自测血压在测量技术上难以规范，而动态血压监测则尚缺乏足够的证据证实其价值，所以这两种方法只能作为门诊偶测血压的补充。

第三步：学会给自己测量血压

血压计不需多，一个就够用

 患者有疑惑

目前家用血压计得到了普及，就好像赶时髦一样，经常看到有人持有两三台血压计，为什么会出现这种现象呢？原因之一就是因为就诊时测量的血压值与家庭中测量的血压值之间存在着差异。结果，很多人单纯地认为家用血压计测量不准确。所以不断买进新的血压计，试图测量出比较正确的血压值。事实上，家庭用血压计与医院使用的血压计并没有很大差别，购一台也就足够了。在此建议你先购水银血压计，因为这种血压计相对来说更准确一些。

 专家来解疑

常用的血压计有水银柱式血压计、气压表式血压计和电子血压计三种。最好选用水银柱式血压计，因为其准确性和可靠性较高。使用时水银必须足量，刻度管内的水银凸面应正好在刻度"0"上。使用完毕后一定要将开关关好，勿使水银漏出。其缺点是较重，携带不方便，且要用听诊器听诊，听力不好者无法使用。

气压表式血压计，又称无液测压计，形如钟表，是用表头的机械动作来表示血压读数，其余部分与水银柱式血压计相同，其准确度不如水银柱式血压计，一般需要每隔6个月与水银柱式血压计校准一次。气压表式血压计的优点是携带方便，操作简单。缺点是测血压的准确度不如水银柱式血压计，且维修也较困难，刻度数字较小，听力、视力不好的老人使用较困难。

电子血压计较轻巧，携带方便，操作也简单，若能正确使用，应该与传统的水银柱式血压计一样准确，但受条件影响较大，如周围噪声、袖带移动及摩擦等因素影响，所测得血压与实际血压有误差，因此，必须经常与水银柱式血压计校准，同时应规范操作，避免干扰。

你知道血压的换算吗？

以往，我国的血压计量单位，一直采用毫米汞柱，人们早已习以为常。然而，近几年来，需要按照《中华人民共和国计量法》规定，一律采用国际单位制，以实行计量规范化、标准化。即将血压旧单位毫米汞柱（mmHg）改为新单位千帕（kPa），人们感到很陌生，难以适应。那么，它们之间如何进行换算呢？现介绍几种简易方法，供您选用。

（1）换算口诀法：血压毫米汞柱，加倍再加倍，除3再除10，即得kPa值。例如：收缩压120毫米汞柱加倍为240，再加倍为480，除以3得160，再除以10，即16kPa。反之，血压kPa乘10再乘3，减半再减半，可得毫米汞柱值。

（2）去0乘4除以3法：即先去掉毫米汞柱的个位数0，再乘4除以3，即得kPa值。反之亦然。例如：收缩压110毫米汞柱，则$11×4÷3=14.7$kPa。

（3）乘以换算系数法：将毫米汞柱乘以0.1333，即得kPa值。例如：收缩压110毫米汞柱，则$110×0.1333=14.6$kPa。

（4）除以换算系数法：将毫米汞柱除以7.5，即得kPa值。反之亦然。例如：收缩压120毫米汞柱，则$120÷7.5=16$kPa。欲求毫米汞柱数值，即$16×7.5=120$毫米汞柱。

为何将7.5定为毫米汞柱与千帕的换算系数呢？因为1kPa＝7.501毫米汞柱，将7.501删去小数点后第3位数，并不影响其准确度。

测血压，专业医生告诉你分3步

测血压一般遵循以下几个步骤：

第一步，选择合适的血压计。

一般最常用的是水银柱式血压计、气压表式血压计和电子血压计。血压计设备要性能完好无损而精确，并定期检测校准，选用合适的袖带。

第二步，选择合适的测压环境。

要求测压环境安静明亮、温度适宜，理想温度为20℃~24℃。在测血压前，不饮酒、喝咖啡、喝浓茶和吸烟，最好先休息二三十分钟，并且精神要放松，排空膀胱。不要屏住呼吸，因为屏住呼吸可使血压升高。

第三步，测血压。

取坐位，裸露上臂，手掌向上平伸，肘部位于心脏水平，上肢胳膊与身躯呈45°角，袖带下缘与肘前间隙间距为2~3厘米，然后，将听诊器听头放在动脉上，关紧气门，向气球内充气。测量者视线应与水银柱上的刻度在一个水平上来观察水银柱的高度。

充气至桡动脉搏动消失后再加压20~30毫米汞柱，此时为最大充气水平。如果加压过高会得到收缩压过高的结果。如果充气到达300毫米汞柱水平时，即会导致"气囊充气性高血压"。然后逐渐放气，速度为2毫米汞柱／秒，第1听诊音为收缩压，搏动音消失时为舒张压（旧制单位血压读数应精确到2毫米汞柱）。充气压迫的时间不宜过长，否则易造成血压升高的假象。

一般情况下，需要连续测定几次，求出几次的平均值即为所得到的血压值。但是两次血压测定至少要间隔1分钟。

血压测定完毕后，应把血压计恢复至零点，排空气球，关闭开关以备再用。

虽然血压测量的方法较简单，但是若操作不正确，测定的数值就会出现误差，不能客观真实地反映被测者的血压情况。

按世界卫生组织（WHO）专家的建议，测量血压前，被测者应先休息几分钟，而且隔几分钟后再重复测量，如此反复3次，才能确定可供临床参考的血压值。若仅靠一次测量，很难排除许多因素干扰，使血压出现误差。

血压测量误差的4种原因，你都知道吗？

测量血压虽是一项较简单的技术，但是，若操作不规范，所测血压数值常出现误差，不能客观、真实地反映血压情况。造成血压误差的常见原因有：

1. 测压者因素

测压者可因操作不规范或视、听力的误差等因素而影响血压测量值的准确性。

（1）测量血压缺乏耐心：按世界卫生组织专家的建议，测量血压前应让患者先休息几分钟后再测量。而且隔几分钟后再复测血压，如此反复3次，才能确定可供临床参考的血压值。现在很少有人这样"不厌其烦"地给患者测量血压，多是"一锤定音"，因此，很难排除许多因素干扰出现的假象或误差。

（2）偏离听诊点太远：许多测压者在捆好袖带后，并不是仔细触摸动脉最强搏动点，然后再放听诊器胸件，而是估摸着找个听诊位置。因为偏离最佳听诊点，听到的血压变音和由此作出的判断难免不出误差。

（3）袖带减压过快或过慢：按规定应在阻断血流听不到动脉搏动音后，再缓缓放气减压，使水银柱徐徐下降，读数应精确到2毫米汞柱。如放气减压太快，使水银柱迅速下降，判断误差少说有6～8毫米汞柱；而放气减压太慢，使水银柱下降速度过缓，常常使舒张压偏低。

（4）视、听力差异：测量者的视、听力差异，可使血压出现10～20毫米汞柱的误差。

（5）尾数偏爱：人们常有取消读数尾数而靠近"0"的习惯，使血压读数尾数出现过多的"0"，影响测定结果。

（6）终点规律：目前，测量血压对舒张压是采用柯氏第Ⅳ时相，还是第Ⅴ时相作为判断依据尚未完全统一。大多数主张采用变调音为儿童舒张压，消失音为成人舒张压。血压值记录应取偶数，如读数在两个数字之间，应取上一个数值。

2. 受测者因素

如受测者精神紧张、应激反应、膀胱充盈、寒冷刺激、测血压前进食、吸烟、饮酒、饮茶、喝咖啡与刺激性饮料及体力活动等都会使血压升高。此外，测压前服用影响血压的药物，如降压药、镇静安眠药等均会影响血压的高低。

3. 血压计性能和袖带因素

血压计水银柱有空气进入、水银漏出、水银柱不能调零等，均可影响血压测量的准确性。袖带的大小对测量结果影响较大，窄而短的袖带所测血压读数偏高，宽而长的袖带所测血压偏低，因此，测量血压必须选择合适的袖带。

4. 环境因素

噪声影响受检者及检测者情绪、环境温度等均可影响受检者血压水平；光线不适可影响测量者对血压值的读取。

降低血压，吃对是关键

吃对第一步：吃对优质蛋白质

惊！每天摄取102克优质蛋白质，患高血压的风险降低40%

 患者有疑惑

　　有些患者存在一个误区，认为高蛋白食物对降血压不利。这里我要纠正一下，高血压患者不但要多吃，还要选择优质蛋白来吃。

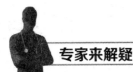 **专家来解疑**

　　美国一所大学曾经对1361名健康男女做了平均为期11年的追踪调查，结果显示，蛋白质日摄入量达到102克的人与摄入量减半的人相比，得高血压的风险要低40%。这个摄入量约相当于4块牛排或5块鸡胸肉。就食物而言，102克相当于大约4块牛排、5份鸡胸肉或10罐鹰嘴豆罐头。

蛋白质所含的精氨酸有扩张血管，促进血液循环的作用，无论动物蛋白还是植物蛋白均含有精氨酸；同时，高蛋白食物能带来饱腹感，也减少了其他高热量食物的摄入量。

1. 每天吃一条鱼

科学家在浙江沿海渔民的调查中发现，由于人们长期食用多种鱼类，其高血压、冠心病、脑血管病的发病率明显低于其他地区。此外，原住在格陵兰西部的爱斯基摩人，由于吃深水海鱼较多，他们的高血压、心肌梗死、脑梗死的发病率也明显低于白种人。由此提示多食鱼类能防止心脑血管病的发生。

鱼类蛋白是一种优质蛋白质，老年高血压患者，容易出现低蛋白血症及肾功能不全，所以更应提倡适量多吃优质蛋白。实践证明，低蛋白血症与高脂血症相比是引起脑卒中的更危险的因素。鱼类预防高血压的机制可能是通过促进钠的排泄，直接降压，保护血管壁，或通过所含的必需氨基酸参与各种机制对血压的调节。总之，鱼类含不饱和脂肪酸及优质蛋白质，多食鱼类对防治高血压及其并发症确实很有益处。

因此，我们在饮食中应适当地选择动物蛋白，尤其是优质鱼类。

2. 早餐一个鸡蛋或一杯牛奶

鸡蛋是人类最好的营养来源之一，鸡蛋含有蛋白质、脂肪、卵黄素、卵磷脂、维生素A、维生素D、维生素E，大部分B族维生素及铁、钙、磷、钾等人体所需要的矿物质，仅仅是维生素C含量较少而已。这些营养物质都是人体必不可少的，它们起着极其重要的作用，如修复人体组织、形成新的组织、消耗能量和参与复杂的新陈代谢过程。

对人而言，鸡蛋的蛋白质品质最佳，仅次于母乳。鸡蛋中氨基酸的组成比例也非常适合人体需要，在人体内的利用率可以达到95%以上，是营养较为全面的天然食品，因此鸡蛋被称为是"理想的营养库"。

对于高血压患者来说，鸡蛋中的精氨酸在血管扩张过程中有一定的作用，一些奶制品中的氨基酸也有类似的效果。早餐吃一个鸡蛋，喝一些牛奶是高血压患者开始新的一天的好方法。

另外，将酸奶、乳酪或少量的坚果作为零食，来取代薯片或面包，也是一个不错的选择。

赞! 优质蛋白质和膳食纤维一起补, 患高血压风险可降低60%

有研究表明，蛋白质与食物纤维同时摄取效果更好，"高蛋白、高纤维饮食"可令高血压风险降低60%。

膳食纤维是指植物中不能被消化吸收的成分，是维持健康不可缺少的要素，它的缺乏会严重影响健康，膳食纤维是一种多糖，它既不能被胃肠道消化吸收，也不能产生热量，曾一度被认为是一种"无营养物质"而长期得不到足够的重视。

随着营养学和相关科学的不断发展，人们逐渐发现了膳食纤维具有相当重要的生理作用，并被营养学界认定为与蛋白质、脂肪、碳水化合物、维生素、矿物质和水并列的第七类营养素，粗粮含有较多的膳食纤维。

对于高血压患者来说，增加每天水果、蔬菜摄入量可降低发生高血压并发脑卒中的危险性。提倡多食用谷类食物，少食用甜食、糖果，多吃粗杂粮、蔬菜、水果等含膳食纤维较高的食物。

另外，饮食上注重荤素搭配，同时摄入动物性蛋白、植物性蛋白，以及膳食纤维，预防高血压的效果更好。

吃好不吃多，体重减少5千克，血压下降4毫米汞柱

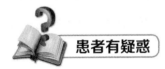

患者有疑惑

在上一节中，我建议高血压患者要吃对优质蛋白质，这里需要注意一点，吃好可以，但不能吃多，因为吃多也会导致血压升高。

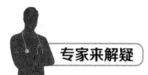
专家来解疑

一项发表于2014年美国心脏协会高血压研究科学年会的研究显示，在健康人当中，体重仅仅增加约2.27千克（5磅）就可导致血压升高。而在肥胖的高血压患者中，体重减少5千克，其血压便会下降约4毫米汞柱。对于那些减重超过5千克的患者，血压下降幅度要大大高于减重5千克以下者。平均减重5千克以上者，其血压下降幅度5～6毫米汞柱。肥胖高血压患者每减重1千克，其血压便会下降约1毫米汞柱。

在研究刚开始时，研究人员对16名正常体重的受试者进行了24小时血压监控。在接下来的8周内，研究人员让受试者们每天多吃1680～5040焦耳的食物，以使他们的体重增加约5%。8周之后，研究者再次对他们进行了24小时血压监控。实验结果与另外10名正常体重的健康人进行对比，这10人的体重在研究期间保持不变。研究结果发现，尽管2.27～4.99千克的体重增长并没有显著影响受试者的胆固醇、胰岛素和血糖水平，但却对他们的血压造成了影响：体重增加组的收缩压平均从114毫米汞柱上升到了118毫米汞柱。而腹部脂肪增加多的人，血压上升也更多。

寻找优质蛋白质降压食材

在上面几节里，大家已经知道了优质蛋白质可以降血压，那么，我在这里就为大家推荐一些优质蛋白质食材，供高血压患者选用。

1. 鸡肉

鸡肉是毫无疑问的优质蛋白质降血压的第一食材。鸡肉富含优质蛋白质，适宜高血压患者的辅助食疗。有研究显示，较高的蛋白质摄入量可以降低高血压风险。蛋白质所含的精氨酸有扩张血管，促进血液循环的作用。蛋白质与食物纤维同时摄取效果更好，"高蛋白、高纤维饮食"可令高血压风险大大降低。所以，做鸡肉时，不妨在里面加几块土豆，既美味，降压效果又好。

鸡肉可煲汤，适合高血压患者病中调养，亦可以和其他降压食材搭配做菜。

2. 兔肉

兔肉属于高蛋白质、低脂肪、低胆固醇的肉类，兔肉蛋白质含量高达70%，比一般肉类都高，但脂肪和胆固醇含量却低于所有的肉类，故有"荤中之素"的美誉，非常适合高血压患者的辅助食疗。另外，兔肉中含有丰富的卵磷脂，吃兔肉不仅可以阻止血栓的形成及防止动脉硬化，而且对血管壁也有明显的保护作用，所以兔肉又称"保健肉"。

高血压患者食用兔肉可和冬瓜搭配做汤，降压效果绝佳。

3. 甲鱼

甲鱼非常适合高血压患者的食疗，因其自身含有蛋白质、脂肪、钙、铁、动物胶质、角蛋白及多种维生素，是不可多得的滋补品。中医学认为，甲鱼可入药，其背壳具有滋阴补阳、散结平肝之功效，有助于高血压患者的康复；甲鱼胆可治高血压；甲鱼肉具有较好的净血作用，常食可有效降低血胆固醇，对高血压患者十分有益。

从营养角度来看，甲鱼含高蛋白质和脂肪，特别是它的边缘肉裙部分还含有动物胶质，不容易消化吸收，高血压患者需注意一次不宜吃得太多。

4. 牛肉

牛肉所含蛋白质比猪肉高1倍，含有人体所需的12种氨基酸，且脂肪、胆固醇含量较低，并且维生素含量较高，所以牛肉很适宜高血压患者的辅助食疗。

牛肉性温，味甘，有补中益气、滋养脾胃、强健筋骨、化痰息风、止渴止涎的功效。对中气下陷、气短体虚、筋骨酸软、贫血久病及面黄目眩患者有益。

牛肉煮熟之后可凉调，亦可和其他食材搭配食用。高血压患者可根据自身需要适时调整。

5. 海参

海参含有丰富的蛋白质、多种维生素、矿物质、各种酶以及人体不可再造的氨基酸等各种营养成分。常吃海参也能改善和调理内分泌，促进体内良性循环，对于高血压患者的康复有辅助作用。更关键的是，海参胆固醇几乎为零，而高血压患者正适宜低胆固醇的饮食。此外，海参还有大量生物活性物质，具有活血、化瘀、降低血黏度的作用，对高血压患者大有好处。

海参有很好的润肠通便作用，习惯性便秘的老年人可将适量泡好的海参与木耳一同切碎，填入猪大肠中，煮熟后食用即可缓解便秘。

海参中微量元素钒的含量居各种食物之首，钒可以参与血液中铁的输送，从而增强造血功能。

海参无论是做粥，还是炒菜，营养效果都极佳。高血压患者可根据自己口味选择不同的烹饪方法。

6. 鲫鱼

中医学认为鲫鱼能补虚、温中下气、利水消肿，能够起到降血压和降血脂的作用。另外，吃鲫鱼可降低胆固醇，对防治高血压有十分积极的作用。春季的鲫鱼体内蓄积了较多的营养，肉质肥硕而坚实，各种氨基酸含量增多且含量均衡，所以，春季吃鲫鱼是高血压患者的不错选择。

常食鲫鱼对先天不足、后天失调以及病后体质虚弱者有极大益处。肝炎、肾炎、高血压、心脏病、慢性支气管炎等疾病的患者也可以经常食用，以补营养成分，增强抗病能力。鲫鱼对脾胃虚弱、水肿、溃疡、气管炎、哮喘、糖尿病患者也有很好的滋补食疗作用。

清蒸或煮汤营养效果较好，若经煎、炸，则其营养成分会大量流失。冬令时节，用鲫鱼与豆腐搭配炖汤营养最佳。鱼和豆腐是营养和美味上的绝配，首先两者含有的蛋白质相互弥补，很适合人体所需，再就是两者都是耐煮的食材，一起煮能把味道都煮出来。高血压患者不妨一试。

7. 海蜇

海蜇是一种营养丰富的海产品，含有大量的蛋白质和碳水化合物，还有微量元素钙、铁、磷和碘，这些营养物质对于高血压患者来说是非常有好处的。更关键的是，海蜇中含有类似于乙酰胆碱的物质，具有扩张血管、降低血压的作用。所以，常吃海蜇可降血压。

拌凉的新鲜海蜇丝口感清脆，高血压患者食用时可再加一些醋，提味的同时加强降压效果。另外，高血压患者食用海蜇时不要再放盐，因为海蜇本身有咸度。

8. 虾皮

虾皮是高蛋白、低脂肪的食品。同时，虾皮的含钙量较高，每100克可食部分含钙量达991毫克，这是一般食物无法比拟的，并易为人体吸收利用，高钙有使血压下降的作用，并防止脑血管发生意外。如果饮食中每天增加1克钙，则高血压的发病率可大大降低。因此说，虾皮是高血压患者宜常食用的食物之一。

高血压患者煲汤时放入适量虾皮，不但可提味，还可降压。

9. 黄豆

饮食中增加低脂牛奶和大豆蛋白质，有助于预防和控制高血压。黄豆中蛋白质含量高达35%，其中精氨酸和赖氨酸含量高，有助于改善血管的功能，在降血压的过程中发挥重要作用。另外，黄豆中所含脂肪基本上为不饱和脂肪酸，这些不饱和脂肪酸能减少人体动脉壁上胆固醇的沉积，有助于高血压患者的康复。

经常食用大豆可以促进肌肤的新陈代谢，促进机体排毒。黄豆中的皂苷类物质能减少脂肪吸收，促进脂肪代谢；黄豆纤维还可加快食物通过肠道的时间，从而达到减肥目的。

黄豆搭配肉类一起吃，营养易于吸收，适合高血压患者采用。另外，高血压患者可选择豆制品，比如豆浆、豆腐脑、豆腐等，食用方便，美味健康。

10. 黑豆

中医学认为黑豆解毒补肾，有利尿活血等功效，对高血压防治有积极作用。现代医学研究证明，黑豆中含有大量能降低恶性胆固醇水平的大豆球蛋白、亚油酸、卵磷脂以及降低脂肪含量的亚麻酸等，这些成分能软化血管、扩张血管及促进血液流通，从而起到降低血压的作用。

常吃黑豆，可补肾、壮筋骨、补五脏、暖胃肠、明目活血等。

黑豆可单独吃，也可搭配其他食材做菜。高血压患者可根据自己的情况选择不同的食材，更有利于身体健康。

11. 豌豆

豌豆富含人体所需的各种营养物质，尤其是含有优质蛋白质，可以提高机体抗病能力，同时还有助于降低血压。而且豌豆鲜品所含的维生素C，在所有鲜豆中名列榜首，对高血压的防治有十分积极的作用。

豌豆含有丰富的营养成分，其中以蛋白质和碳水化合物含量最高，还含有粗纤维和多种维生素，对人体的生长发育和生理功能有重要作用。豌豆中不仅蛋白质的含量丰富，而且其组成中含有人体必需的8种氨基酸。因此，它的营养价值较高，且可以帮助调节酸碱平衡。

豌豆炒菜更美味，搭配同是降压食物的香菇一起食用，口感爽滑，美味降压。

12. 赤小豆

赤小豆含有蛋白质、脂肪、碳水化合物、粗纤维、钙、磷、铁、维生素B_1、维生素B_2、皂苷等营养成分。传统医学认为赤小豆具有清热解毒、利水消肿、健脾利湿、消积化瘀等疗效，可用于高血压患者的食疗。

赤小豆含有一种皂苷成分，可刺激肠道，有良好的解酒、解毒作用。

一般来说，赤小豆煮粥食用效果最佳，可搭配不同的杂粮，不但适合高血压患者食用，也是高血脂、心脑血管病患者的保健粥。

13. 草鱼

草鱼含有丰富的硒元素，经常食用有抗衰老的功效，而且对高血压防治有积极的作用。草鱼还含有丰富的不饱和脂肪酸，有利于人体血液循环，是高血压患者和心血管患者的食用佳品。

草鱼对于身体瘦弱、食欲不振的人有开胃、滋补的作用。

像鲫鱼一样，草鱼也可与豆腐搭配食用。高血压患者可以试一试。

14. 带鱼

带鱼富含脂肪、蛋白质、维生素A、不饱和脂肪酸、磷、钙、铁、碘等多种营养成分。其丰富的钙元素和镁元素，对心血管系统有很好的保护作用，常作为高血压患者的食疗食品。另外，带鱼的银鳞是一层由特殊脂肪形成的表皮，称为"银脂"，是营养价值较高且无腥无味的优质脂肪，该脂肪中含有对人体极为有益的不饱和脂肪酸，具有降低胆固醇的功效，高血压患者常吃带鱼，可利于康复。

常吃带鱼还有养肝、补血、泽肤、养发、健美的功效。

带鱼肉质细腻，没有泥腥味，不论鲜带鱼还是冻带鱼都易于加工，并可与多种食材搭配，常见做法有清炖、清蒸、油炸、红烧。不过，高血压患者食用最好清炖或清蒸，而不要油炸或红烧。

15. 虾

虾中含有丰富的镁元素，镁对人体的心脏活动具有重要的调节作用，能很好地保护心血管系统，降低血液中胆固醇含量，有利于预防高血压和心肌梗死。虾中的胆固醇含量较高，但同时含有丰富的能降低人体血清胆固醇的牛磺酸，牛磺酸能够降低人体血压和胆固醇，所以在预防高血压方面有一定疗效。

虾有镇静作用，可用来治疗神经衰弱、自主神经功能紊乱等症。老年人常食虾，不仅可预防自身因缺钙而导致的骨质疏松症，而且可提高食欲、增强体质。

16. 鲍鱼

鲍鱼具有双向调节血压的作用，原因是鲍鱼能"养阴、平肝、固肾"，可调节肾上腺分泌。此外，因其没有脂肪，所以是预防高血压等病的首选食物。中医学认为鲍鱼可平肝潜阳，解热明目，对于高血压引起的眼底出血有良好的治疗效果。另外，鲍壳还是著名的中药材，古人称为"石决明"，又称"千里光"，有清热、平肝息风的功效，可治疗高血压与其他炎症。

鲍鱼肉中含有一种被称为"鲍素"的成分，具有破坏癌细胞必需的代谢物质的作用，是一种较好的抗癌食品。

对高血压患者来说，鲍鱼适合煲汤。注意，高血压患者感冒发热期间不宜食用鲍鱼。

吃对第二步：多钾盐要少

盐每天不能超6克

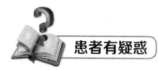 患者有疑惑

我曾经给一位做企业的朋友设计过一个治疗方案，他是轻度高血压患者。我给他设计的康复治疗方案主要是睡眠加运动，这种程度的高血压，坚持几个月绝对会有效果。没想到，半年后他的血压不降反升，令我感到很诧异。后来，我了解到他有一个嗜好，就是吃本地产的香肠，每天至少0.5千克。这种香肠是用盐腌制的，0.5千克香肠里至少含盐20克。我对这位朋友说，照你这个吃法，大罗神仙也治不好你的高血压。

专家来解疑

人体对钠盐的生理需要量很低，成人每天摄盐6克即可满足生理需要，而实际生活中，国人食盐摄入量大大超标。

食盐摄入过多为什么会引起高血压呢?我们知道，我们日常生活中所吃的食盐，其化学名称是氯化钠，是由钠与氯两种元素组成的。食盐摄入后，便在体内分解成钠与氯两种离子，其中钠离子主要分布在组织细胞外边的液体（即细胞外液，包括血浆和组织液）中，在正常情况下，肾脏一般有能力将体内多余的钠离子排泄掉，以维持水钠代谢平衡。但是，如果经常摄入过多的食盐，体内钠离子数量便显著增加，当超出了肾脏排钠的能力时，钠离子即大量蓄积在细胞外液中。由于化学上所谓的渗透压关系，于是就引起细胞里头的水分（即细胞内液）向细胞外液转移，造成水钠潴留，循环血量增加，同时回心血量及心输出量均相应增加，因而血压也随之升高。此外，由于体内钠离子的增加，这时动脉壁内的钠和水的含量也增高，其增高的结果是：一方面使小动脉管壁增厚，管腔因之狭窄，导致外周阻力加大；另一方面是使小动脉管壁对血液中收缩血管的活性物质（如肾上腺素、去甲肾上腺素）的敏感性增强，引起血管收缩，使外周阻力增加而血压升高。故当交感神经兴奋性增高时，钠对血管反应性的影响会更为显著。

大量的流行病学调查资料表明，在食盐摄入量较高人群，如日本本土人中，高血压的患病率高；而食盐摄入量低的地区人群，如在阿拉斯加的因纽特人中，则几乎不发生高血压。

临床观察也发现，多数高血压患者，通过限制饮食中食盐的摄入和增加尿钠的排出（如口服利尿药）可以有效地降低血压。因此，我们在预防和治疗原发性高血压的过程中，适当限制食盐的摄入量是非常必要的。

高血压患者食盐摄入量多少合适呢？《中国高血压防治指南》给出了一个标准，日均盐摄入量不能超过6克。

6克是什么概念？大概一个啤酒盖所能盛的食盐量。

我这里则提出一个更细化的标准，高血压1级患者，食盐日摄入量不超6克；高血压2级患者，食盐日摄入量不超4克；高血压3级患者，食盐日摄入量不超2克。

盐多了怎么办？补钾

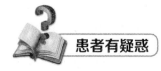

患者有疑惑

接着说上面这个朋友的故事。他说吃香肠的习惯是从小养成的，一下子改变很难。我说你可以这样，吃香肠的量逐步降下来，配合吃一些薯类食品，芋头或土豆都行，这样可以最大限度降低高盐的危害。等新的饮食习惯养成后，治疗方案的效果就会显现了。这位朋友听了我的劝告，又用了半年的时间，终于养成健康的饮食习惯，高血压也得到了有效控制。

 专家来解疑

我为什么要推荐高血压患者吃芋头或土豆？答案就是芋头和土豆等薯类食品里，钾含量是最多的，而钾则是高血压患者的降压灵丹。

据美国高血压研究会临床试验证明，钾离子可促进新陈代谢，促进钠离子排出，扩张血管，降低血压。高钾食物有降低血压，防止动脉胆固醇沉积，预防脑出血和保护肾脏、心脏的作用。

其他国家的许多学者也对钾与血压的关系进行了研究，结果发现尿钾与血压呈负相关。更有趣的是一些地区较原始的人群以"草木灰"（含氯化钾）代替食盐，这些人群由于采用低钠高钾膳食，血压很低。而美国东南部的黑人饮食习惯低钾，他们脑卒中的发病率，比全国平均水平高18倍，这些现象均证实了钾与血压有密切关系。

由此可见，高血压患者适当增加钾的摄入量是有益的。值得注意的是，有些高血压患者由于持续服用利尿药、降压药，使排尿增多，钾随之排出，发生低钾倾向的可能性更大，所以，服用这类药物的患者，更应注意补钾。

补钾的方式主要分药补和食补两类。一般来说，首选食物补钾。药物补钾主要适用于服用利尿药、降压药治疗的患者，而食补则适用于所有高血压患者，包括那些轻度高血压，尚未服用降压药物治疗的患者。

够了！这些含钾的食材利用好，根本不用买钾补充剂

每当我给一些高血压患者建议补钾时，这些患者都会提出，是不是买钾补充剂更好一些。其实完全没必要，补钾，食物就足够。下面这些食物，只要高血压患者每天从中选一两种来吃，效果一定不错。

1. 土豆

土豆是典型的高钾蔬菜，钾的含量为502毫克/100克。钾盐有助于钠盐的排出，从而起到降低血压的作用。据美国斯克兰顿大学的一项研究发现，土豆是微量元素钾的绝佳食物来源，只要正确烹饪土豆，不但不会导致肥胖，还有助于降低血压。

现代医学研究发现，土豆含大量粗纤维，以及蛋白质、碳水化合物、钙、磷、钾、镁以及多种维生素等营养成分，为消化系统疾病患者的上好食品，能治疗习惯性便秘，这也有益于高血压

患者的健康。

此外从营养学角度看，土豆具有低脂肪、低热量、营养丰富的特点，富含多种抗氧化剂，所以常吃土豆除了控制血压外，还有益于心脏健康。

营养小贴士

土豆这样吃降压好

从营养角度来看，土豆比大米、面粉具有更多的优点，能供给人体大量的热量，可称为"十全十美的食物"。人只靠马铃薯和全脂牛奶就足以维持生命和健康。因为土豆的营养成分非常全面，营养结构也较合理，只是蛋白质、钙和维生素A的量稍低，而这正好用全脂牛奶来补充。所以，高血压患者可以搭配牛奶来吃，营养降压两不误。

2. 苹果

苹果中含有丰富的钾元素、果胶、纤维素、维生素C等，其中钾元素可与人体内过剩的钠结合，并能促进体内的钠盐排出体外，从而起到降压的作用，故对高血压患者有利。同时，苹果中含有一种特有的类黄酮元素。它是一种纯天然的氧化剂，不仅能抑制低密度脂蛋白的氧化，还可平稳降血压。

另外，苹果中含有丰富的有机酸，具有吸附胆固醇、刺激肠壁及增加肠蠕动的作用，可使血液中的胆固醇水平降低，从而减少动脉硬化及预防心血管病的发生；苹果汁具有杀灭传染性病毒的作用，爱吃苹果的人患感冒的概率比不吃或少吃的人小得多，多吃苹果还能帮助改善呼吸系统功能，从而使肺部免受空气污染的影响。

 营养小贴士

苹果这样吃降压好

高血压患者吃苹果最好煮熟吃了，有利于营养物质的吸收。另外，在煮苹果的时候可加入少量红枣和冰糖，降压效果更好。

3. 猕猴桃

猕猴桃富含维生素、钾、钠，以及胡萝卜素、钙和氨基酸等。其中，含量较高的抗氧化剂——叶黄素具有降血压成效；大量的钾能促进钠的排出，从而软化血管，有利于预防和降低高血压。

猕猴桃鲜果中维生素C的含量可达650毫克/100克，且在人体内的利用率高达94%。猕猴桃富含的维生素C作为一种抗氧化剂，能够有效抑制氧化反应，是高血压、高脂血症、心血管病患者的理想水果。

此外，猕猴桃中所含的血清促进素，具有稳定情绪和心情的作用。猕猴桃中所含的天然肌醇还有助于脑部活动，因此能帮助抑郁症患者走出情绪低谷。

坚硬状态的猕猴桃吃起来不但口感很差，而且起不到降压效果，因为其中含有大量蛋白酶，会分解舌头和口腔黏膜的蛋白质，引起不适感。所以，猕猴桃一定要放熟才能食用。

4. 黑枣

黑枣富含钾元素，而钠元素的含量则相对低得多，这对于控制血压和保持心脏健康非常重要。高血压的一个潜在原因是摄入过多的食盐，《中国居民膳食指南（2016）》推荐的食盐摄入量为每天6克，实际上大部分人是超过这个量的。这个时候推荐高钾饮食就显得非常重要了，因为钾摄入人体后的主要作用之一就是促进钠的排出，同时钾还具有软化血管的作用，从而达到降低血压的效果。除此之外，黑枣还富含维生素P，维生素P对增强毛细血管弹性、防治高血压亦有不小的作用。

5. 香蕉

现代医学研究表明，香蕉中含有血管紧张素转化酶抑制物质，可以抑制血压升高。香蕉中含钠量极低，富含钾离子，可对抗钠离子过多造成的血压升高和血管损伤。

高血压患者体内往往"钠"多而"钾"少，钾离子有抑制钠离子收缩血管和损坏心血管的作用，而香蕉中含有丰富的钾离子。吃香蕉可维持体内的钠钾平衡和酸碱平衡，使神经肌肉保持正常、心肌收缩协调，所以每天吃3～5根香蕉，对高血压及心脑血管疾病的患者有益。美国科学家研究证实，连续1周每天吃2根香蕉，可使血压降低10%。如果每天吃5根香蕉，其降压效果相当于降压药日服用量产生效果的50%。由此可见，香蕉具有降血压的神奇功效。

另外，香蕉富含一种能帮助人脑产生5-羟色胺的物质，可以使人的心情变得安宁，快乐，甚至可以减轻疼痛。而且，睡前吃香蕉还可以起到镇静的作用。

6. 榴莲

榴莲内含丰富的蛋白质和脂类，对机体有很好的补养作用，是良好的营养素来源。榴莲属于高钾食物，有助于钠的排出。榴莲中钾的含量高达510毫克/100克，可以起到降血压的作用。

另外，榴莲有特殊的气味，这种气味有开胃、促进食欲的功效，其中的膳食纤维还能促进肠胃的蠕动。

榴莲一次不可多吃，因其营养过于丰富，当肠胃无法完全吸收时，会引起上火，而且不能与酒同时食用，最好每天食用不超过100克。

7. 茭白

茭白营养丰富，含有蛋白质、脂肪、钾、钙、磷、铁、钠、维生素B_1、维生素B_6、维生素E、胡萝卜素、核黄素以及较多的氨基酸。茭白中的钾元素含量高，而钠元素含量低，其高钾低钠的食物特性具有防治高血压的显著作用。

茭白还具有退黄疸、通乳汁的作用，对于黄疸型肝炎和产后乳少有一定辅助疗效。另外，茭白还可解酒、醒酒。

茭白适用于炒、烧等烹调方法，或做配料和馅心，以嫩茎肥大，多肉，新鲜柔嫩，肉色洁白，带甜味者为最好。一般人群均可食用，高血压患者吃茭白尤其好。

由于茭白含有较多的难溶性草酸钙，其钙质不容易被人体所吸收，不适宜脾虚胃寒、肾脏疾病、尿路结石或尿中草酸盐类结晶较多者、腹泻者。也不适宜与豆腐一起食用，因为豆腐里含有较多氯化镁、硫酸钙，两者若同时进入人体，会生成不溶性的草酸钙，不但会造成钙质流失，还可能沉积成结石。

8. 茼蒿

茼蒿中的多种氨基酸、脂肪、蛋白质及较高含量的钾等，可调节体内水液代谢，通利小便，消除水肿，有助于降血压。茼蒿含有新鲜且为深绿色的色素，叶绿素具有去除胆固醇的功效，对防治高血压起到辅助作用。此外，茼蒿还含有一种挥发性的精油，以及胆碱等物质，具有降血压、补脑的作用。

茼蒿也是防治心血管疾病的食疗蔬菜，如茼蒿加粳米制成茼蒿菜粥，可安心神、和脾胃、消痰饮、利二便，对肺热咳嗽浓痰、烦热头昏、睡眠不安等症有一定疗效。

茼蒿既可以凉拌，也可以煮粥时适量添加，养胃还降压。另外，在吃火锅时，可多加一些茼蒿，这样外出聚餐也不耽误降压。

9. 苋菜

苋菜中含量丰富的钾，有助于体内钠的代谢，从而起到降血压的作用。很多临床实验证实，补充适量钾盐后，可明显改善血管压力，减轻由盐负荷诱发的高血压心血管损伤。所以，常吃含钾丰富的苋菜，对防治高血压有积极作用。

苋菜富含钙质且易被人体吸收，因此对牙齿和骨骼的生长有促进作用，是儿童、中老年人和妊娠期妇女的保健菜。苋菜含有丰富的铁和维生素K，因此不仅具有促进凝血的作用，而且还可增加血红蛋白的含量并提高血液的携氧能力、促进造血等功能。

苋菜可煮汤，也可以炒食，宜用沸水焯一下，去除苋菜的涩味后，再下锅烹调成菜。苋菜炒熟吃，性味偏于平和，煮汤食则有清热通利作用。

10. 佛手瓜

佛手瓜含有丰富的维生素和钾，钾的含量较高，可达190毫克/100克。高钾有助于体内钠的代谢，从而达到降低血压的作用。此外，佛手瓜还含有硒元素，研究发现，在美国和芬兰等国高硒地区高血压的发病率比低硒地区明显要低，所以，多吃佛手瓜，可对高血压起到很好的治疗效果。

佛手瓜可凉拌，清炒，口感爽脆；也可搭配炒菜，如佛手炒鸡丁，美味营养；还可以煲汤，像佛手瓜鸡汤、佛手排骨汤等，清润美味，老少咸宜。以上几种方法高血压患者都可选用。

11. 黄瓜

黄瓜中的钾可将人体内多余的钠盐排出体外，有利于降血压；黄瓜中的固醇类成分能降低胆固醇，有助于高血压的防治；黄瓜富含的维生素C、膳食纤维和镁有助于调节血压水平，预防高血压。

黄瓜是很好的减肥食品，年轻女性应多吃黄瓜，可保持身材的苗条。但一定要吃新鲜的黄瓜而少吃腌黄瓜，腌黄瓜含盐量高，多食反而会容易发胖。

黄瓜这样吃降压好

黄瓜生吃凉拌最佳，营养不流失，降压效果还好。

12. 长豇豆

长豇豆营养价值高，富含维生素、碳水化合物及微量元素等营养成分，尤其是其含钠少而含钾较多，有助于体内钠的代谢，对高血压患者有很好的治疗作用。另外，长豇豆富含维生素C，有促进抗体合成的作用，提高机体的抗病毒能力，对高血压的防治有重要意义。

长豇豆所含的维生素B_1不仅能维持人体正常的消化腺分泌、促进胃肠道蠕动及抑制胆碱酯酶活性，而且可以帮助消化及增进食欲。长豇豆所含的磷脂有促进胰岛素分泌及参与糖代谢的作用，是糖尿病患者的理想食品。

13. 草菇

草菇富含粗蛋白、脂肪、碳水化合物、粗纤维、铁、磷、钾、维生素C等营养物质。其蛋白质含量比一般蔬菜高几倍，是非常好的优质蛋白质来源，有"素中之荤"的美名；高蛋白和粗纤维搭配食用可起到良好的降压效果。另外，草菇中含有丰富的钾元素，对降低血压有一定的功效。

草菇营养丰富，味道鲜美。草菇搭配西兰花，草菇可炒、熘、烩、烧、酿、蒸等，也可做汤，或作各种荤菜的配料。做汤或素炒时，无论鲜品还是干品都不宜浸泡时间过长。

14. 蚕豆

蚕豆含蛋白质、碳水化合物、粗纤维、磷脂、胆碱、维生素B_1、维生素B_2、烟酸以及钙、铁、磷、钾、硒等多种矿物质，尤其是钾含量较高，可促进体内钠的代谢，有助于防治高血压。另外，蚕豆中硒元素的含量也较丰富，对高血压的防治有重要意义。

15. 四棱豆

四棱豆富含蛋白质、维生素、多种矿物质，营养成分价值极高，被人们称作是"绿色金子"。四棱豆中的氨基酸组成非常合理，尤其是所含矿物质钙钾等成分远远超过其他蔬菜，可以有效防治原发性高血压。钙和钾为什么可以降血压呢？这是因为钙有一些独特的功能，增加钙的摄入，可以使外周血管扩张，有利于减少外周血管阻力。钙还有利尿作用，而钾则可以防治高盐摄入引起的血压升高，对轻型高血压更具有明显的降压作用，因为增加钾的摄入量有利于钠的排出。因此，多吃钙钾含量高的四棱豆具有降压的作用。

从营养角度来看，四棱豆口感细腻、脆嫩，含有丰富的植物纤维，是老年人、儿童及病后调养者的理想食物。

16. 山竹

山竹含钾量较高，可以促进机体中的钠的代谢，从而起到降血压的作用。此外，山竹还含具有抗氧化活性的化合物和山竹杂氧蒽酮抗体，有助于抗感染，增强身体抵抗力，防治高血压。

另外，山竹内含丰富的蛋白质和脂类，可增加体内抗体，特别是对体弱、营养不良、病后恢复的患者有很好的调养作用。山竹对燥火大所致的皮疹有极好的食疗作用。

山竹营养丰富，与牛奶搭配食用，可以提供人体所需的大部分营养物质，适合高血压患者食用。

17. 洋葱

洋葱中的营养成分十分丰富，不仅富含钾、维生素C、叶酸、锌、硒及纤维质等营养素，更有两种特殊的营养物质——槲皮素和前列腺素A。洋葱含丰富的前列腺素A，前列腺素A是天然的血液稀释剂，能降低人体外周血管阻力，从而降低血压，并使血压长期稳定，对脆性血管有软化作用。此外，洋葱中还含有丰富的钙，能起到辅助降压的作用。

经药理研究证明，洋葱中的环蒜氨酸和硫氨基酸能溶解血栓，抑制高脂肪饮食引起的血胆固醇升高，能改善动脉粥样硬化。洋葱还具有发散风寒的作用，能抗寒，抵御流感病毒，有较强的杀菌作用。

18. 莴笋

莴笋含钾量较高，有利于促进排尿及减少对心房的压力，对高血压和心脏病患者极为有益。莴笋叶对原发性高血压也有一定治疗作用。经常吃莴笋叶，有利于血管张力，改善心肌收缩力，加强利尿，降低高血压。

莴笋有改善消化系统的作用，能刺激消化液的分泌而促进食欲。莴笋含有少量的碘元素，它对人的基础代谢、心智和体格发育甚至情绪调节都有影响。因此，经常食用有助于消除紧张及帮助睡眠。

吃对第三步：为不同类型的高血压配备不同的维生素食材

你知道维生素对高血压患者的意义吗？

1. 维生素C配合降血压

治疗原发性高血压，尤其是在治疗高血压3级、高血压脑病和高血压危象时，经常合并使用维生素C。之所以如此，这是因为它们本身虽无降压之功，但对预防高血压脑出血有一定的作用，故临床上常用其作为原发性高血压的辅助治疗药物。

维生素C又称维生素丙、抗坏血酸，属水溶性维生素，新鲜蔬菜和水果如橘、橙、番茄、菠菜、枣等均富含本品，临床所用的为人工合成品。

维生素C在体内参与糖的代谢及氧化还原过程，是人体合成细胞间质和胶原纤维过程中所不可缺少的重要物质，若其不足或缺乏时，便会出现细胞间质溶解、减少、变薄和含水量增多等病理现象。由于人体的一切组织都是由细胞和细胞间质所组成的，如果将细胞比作砌墙用的砖块的话，那么，细胞间质则犹如黏合砖块的灰浆和泥浆，是构成组织时粘接细胞的一种黏合剂。故一旦细胞间质减少时，许多组织如血管、骨骼、牙齿的结构就会出现病理改变，其中以毛细血管的损害最为突出，表现为渗出性出血。维生素C能促进细胞间质的合成，因而具有增强毛细血管的抵抗力、降低毛细血管的脆性和通透性作用，所以它可用于高血压脑出血的预防。关于维生素C为何能促进细胞间质合成的原理，目前尚不明了，有人认为与其有助体内的脯氨酸转化为羟脯氨酸有关，后者是合成胶原纤维时的一种必需氨基酸。

近年来的研究发现，血液中维生素C的高水平状态，可能有助于防止健康人患高血压。如美国科学家在研究了血压正常的67名健康人和241名高血压患者人群后发现，他们的血压值均与维生素C的浓度呈负相关。科学家认为，维生素C抗高血压的机制与其能消除损伤血管基底膜而导致血压升高的自由基有关。

2. 烟酸

烟酸又称维生素B_3，能通过促进血液循环降血压。当然，这种维生素还能以其他方式帮助控制血压。美国心脏病协会提供的报告显示，高胆固醇会导致男性高血压。已证实每天摄入2000～3000毫克烟酸能降低总胆固醇和LDL胆固醇水平20%～30%。因此，吃金枪鱼、牛肉和鸡胸脯肉等烟酸含量高的食品还能间接影响高血压。

医生经常用维生素B₁帮助治疗情感压力和抑郁。研究发现，烟酸缺乏会引起恐惧，不安和情绪波动等心理症状，这些因素都会使血压升高。进一步研究还证实烟酸保健品有促进睡眠和食欲作用，因此对降血压有好处。

3. 核黄素

核黄素也是B族维生素之一，也有缓解压力和降血压作用。此外，核黄素还能控制胆固醇积聚，这也是影响血压的因素之一。富含核黄素的食物包括家禽、鱼、牛奶和奶酪等。

降压的维生素食材，听大医生为你推荐

1. 芹菜

芹菜中含有较丰富的维生素P，可加强维生素C的作用，具有降压和降血脂作用，对原发性高血压、妊娠期高血压疾病、围绝经期高血压均有明显作用。芹菜中的矿物质和纤维素，有镇静和保护血管的作用，在防治高血压方面的重要性更大。所以，芹菜是高血压患者日常饮食的首选菜品。

除此之外，芹菜含铁量较高，对缺铁性贫血患者来说是一种极佳的菜品；芹菜中含有粗纤维，不仅可以刺激胃肠蠕动而促进排便，还是一种减肥食品。

降压宜选旱芹

芹菜有水芹和旱芹两种。旱芹香气浓郁，又名"香芹"，入药最佳，故又称"药芹"；水芹又称"白芹"，其性能与旱芹相似，但两者药效以旱芹为优。

水芹洗净后可用开水余后加调味料食用；旱芹以炒食为好。实验证明，旱芹加工制成的酊剂，对早期高血压有明显疗效，而且还有降低胆固醇作用，对冠状动脉硬化患者也有益处。

2. 茄子

茄子营养丰富，含有蛋白质、脂肪、碳水化合物、维生素以及钙、磷、铁等多种营养成分。特别是维生素P的含量很高，每100克茄子维生素P含量为750毫克。

维生素P能使血管壁保持弹性和生理功能，保护心血管，这种物质能增强人体细胞间的黏着力，增强毛细血管的弹性，减低毛细血管的脆性及渗透性，防止微血管破裂出血，使心血管保持正常的功能，防止硬化和破裂，所以经常吃些茄子，有助于防治高血压，还能保护心血管。

生吃

选用深色长条形，切成段或者丝，用麻酱以酱油调拌而成。因茄子皮中含有大量的营养成分和有益健康的化合物，吃时最好不要削皮。

蒸吃

高血压患者吃茄子最好是吃蒸茄子，因为这样营养成分高，对于辅助治疗高血压会有更好的效果。

3. 黑木耳

黑木耳被称为"素中之荤"，其降压作用不是直接的，而是通过改善血管间接降压，适用于各种高血压，尤适用于原发性高血压伴有动脉粥样硬化、眼底出血的患者。

黑木耳能抑制血液凝固，预防血栓等病的发生，有防治动脉粥样硬化和冠心病的作用。此外，黑木耳中铁的含量极为丰富，为猪肝中铁含量的4倍多，故常吃黑木耳不仅能养血驻颜和令肌肤红润有光泽、容光焕发，而且可防治缺铁性贫血。

与大白菜一起吃

黑木耳与大白菜一起吃效果非常好，白菜中含有丰富的粗纤维和维生素C、维生素E，与黑木耳中的营养物质协同作用，不但能起到排毒降压的作用，还能刺激肠胃蠕动，促进大便排泄，帮助消化。

另外，在做这道菜的时候，适当加入一些枸杞子，降压效果更好。枸杞子有提高机体免疫力的作用，可以补气强精，滋补肝肾、抗衰老。更重要的是，枸杞子具有降低血压、血脂和血糖的作用，对高血压、动脉粥样硬化有很好的防治作用。

4. 胡萝卜

胡萝卜又称金笋，丁香萝卜。胡萝卜之所以被人们视为菜中上品，是因为它含有丰富的营养，尤其含有胡萝卜素。胡萝卜的颜色越深所含的胡萝卜素越高。现代医学还发现，胡萝卜中含有槲皮素、山萘酚等物质，是组成生物类黄酮（维生素P）有关的物质。维生素P的主要作用在于维持毛细血管壁的正常通透性，缺少它则会使毛细血管壁的通透性增强，所以它又称通透性维生素。另外，维生素P还具有促进维生素C吸收和改善微血管功能的作用，能增加冠状动脉血流量、降低血脂及促进肾上腺素合成，因而有降压、强心等效果。

胡萝卜还有健脾化滞、清热解毒的功效，可作为消化不良、久痢、咳嗽及小儿麻疹、水痘的食疗佳品。另外，胡萝卜能提供丰富的维生素A，具有维持上皮组织、防止呼吸道感染及保持视力正常的功能。

胡萝卜这样吃降压好

吃胡萝卜时，应注意炒熟再吃，生吃或煮吃，不利于胡萝卜素的吸收。炒的时候要注意两点，一是用油，二是要急火快炒，才能既不损失营养，又利于吸收。

5. 菠菜

菠菜能生血、活血、止血、化瘀，降压效果非常好。中医学认为菠菜性味甘、寒。生用能清热润肺，凉血行瘀；熟用能健脾开胃，止泻固精。临床实践证明，常食菠菜能和血通络，益血润肠，调中下气。

菠菜中含有丰富的胡萝卜素、维生素C、钙、磷、钾，及一定量的铁、维生素E等有益成分。维生素C能膨胀血管，促进心脏抽吸能力，研究发现，饮食中维生素C含量少的人更容易血压偏高；钙元素和钾元素，都对防治高血压有良好效果。所以，菠菜是高血压食疗的佳蔬，常吃菠菜有助于高血压患者的康复。

另外，菠菜对缺铁性贫血有一定的改善作用，因此被推崇为养颜佳品，能使人面色红润而光彩照人。菠菜叶中含有一种类似胰岛素的物质，作用与胰岛素十分相似，可使血液中的血糖保持稳定，所以它也是糖尿病患者的一种健康食品。

凉拌菠菜用来治疗高血压以及头晕、头痛、便秘、痔疮出血等症效果较好。

6. 梨

梨性味甘、酸、凉。功能生津润燥，清热化痰。梨的果实含丰富的蔗糖、果糖、葡萄糖、水分以及苹果酸、枸橼酸、胡萝卜素、钙、磷、铁等，高血压患者经常食之可滋阴清热、降低血压。

梨还含有丰富的B族维生素，能很好地降低血压、保护心脏、增强心肌活力，具有增强血管弹性、养阴清热的功效，高血压、心脏病患者经常食用，对身体大有裨益。肝阳上亢或肝火上炎型高血压患者经常吃梨，可滋阴清热，使血压下降、头昏目眩减轻、耳鸣心悸好转。

梨和银耳搭配煮吃，不但降压，还能润肺止咳，一举多得。

7. 桃

血管紧张素是引发高血压和动脉硬化的重要诱因之一，而人体在压力大、生活不规律时会大量分泌这种激素，导致血管收缩、血压升高。鲜桃中所富含的多酚等物质，能直接抑制血管紧张素的分泌和活性，从而起到降低血压、保护心脑血管的效果。若高血压患者每天早、晚各吃1个剥皮的鲜桃，则可达到平稳降压的目的。

桃子还可治贫血。桃子的含铁量较高，由于铁参与人体血红蛋白的合成，故是缺铁性贫血患者的理想食疗品。

8. 西瓜

现代医学研究表明，西瓜所含配糖体成分有降低血压的作用。西瓜中含有瓜氨酸，它也是抗高血压的一种成分。瓜氨酸会在人体内变为精氨酸，然后在血管内皮细胞一氧化氮合酶催化下转变为血管扩张剂一氧化氮，从而促进全身血液循环畅通。现代医学研究表明，不仅西瓜所含成分具有降低血压的作用，而且西瓜仁及西瓜皮均有较好的降压效果。美国的一项实验还证明，吃西瓜可明显降低肥胖和超重者在静息状态及低温环境下的血压。

西瓜具有开胃、助消化、促进新陈代谢、滋养身体的作用，是解暑的良药。高血压患者在盛夏时节，常食西瓜不仅可祛暑、

开胃、滋补身体，而且有助于降低血压。

9. 柿子

柿子营养价值很高，享有"果中圣品"之誉。据测定，每100克鲜柿含蛋白质0.7克，脂肪0.1克，碳水化合物11克，钙10毫克，磷19毫克，铁0.2毫克，维生素A 0.16毫克，维生素C 16毫克。

柿子中的黄酮苷不仅可降低血压、软化血管、增加冠状动脉流量及活血消炎，而且还可改善心血管功能及防治冠心病、心绞痛等病症发生。

现代医学研究表明，柿子及其经过加工而成的柿饼均属高钾低钠食品，经常适量服食，对高血压病均有较好的防治作用。柿液汁所含单宁成分及柿叶中提出的黄酮苷能降血压，并能增加冠状动脉的血流量，从而有利于维护正常的心肌功能。

柿子的营养成分十分丰富，与苹果相比，除了锌和铁的含量略低于苹果外，其他成分均高于苹果。每天吃1个柿子能有效预防心血管硬化，有益于心脏健康。

柿子可降压，摄入优质蛋白质也降压，但要注意的是，高血压患者最好将柿子与含优质高蛋白的鱼、虾等食品分开吃。中医学认为，鱼虾与柿子都属寒性食物，故而不能同食。从现代医学的角度来看，含高蛋白的鱼、虾在鞣酸的作用下，很易凝固成块，即胃柿石。这种情况下我们就很容易出现有腹痛、呕吐或腹泻等症状。

10. 大枣

大枣（红枣）有"天然维生素丸"之美称，富含蛋白质、脂肪、碳水化合物、胡萝卜素、B族维生素、维生素C、维生素P以及磷、钙、铁等营养成分，其中维生素C的含量在果品中名列前茅，而维生素C在软化血管、预防高血压方面有重要意义。此外，大枣所含的芦丁，是一种可以使血管软化而降低血压的物质，对高血压有防治功效。

鲜枣生吃降压效果好。但鲜枣上市的季节很短，在其他时间里，将大枣做成茶饮是一个不错的选择。另外，高血压患者可在煮粥时加入适量大枣，既美味又降压。

11. 人心果

人心果含有丰富的氨基酸、葡萄糖、多种维生素和矿物质等。人心果含有的维生素比较多，其中就有有助于防治高血压的维生素C和维生素E。人心果中还含有大量的微量元素硒，能激活人体细胞，增强免疫力，具有防癌、抑制心血管疾病、防治高血压的作用。此外，人心果除了果实可以直接食用以外，其叶子与树皮也具有不错的防治高血压功效。

另外，人心果中含有丰富的维生素，有健胃消食的功效。人心果对人类的肺部有很好的滋润功效，可用于肺炎和咳嗽的辅助性治疗。

12. 葡萄

葡萄能调节人体新陈代谢，促进血液循环，防止胆固醇沉淀。长期食用可防止坏血病、贫血、眼角膜炎，并可以软化血管，防治高血压。美国密歇根大学心脏保护实验室曾经发布了一项实验，研究人员把患有高血压的老鼠分为两组，其中一组喂食绿葡萄和紫葡萄中提炼出的高纯度葡萄粉以及高盐食物，第二组喂食高盐食物。结果发现，18周后，第一组老鼠尽管食盐量大，血压却比另一组老鼠要低，同时体内炎症有所好转。

葡萄还可预防神经衰弱。葡萄中的有机酸、葡萄糖、氨基酸、维生素对大脑神经有兴奋作用，对肝炎伴有的神经衰弱和疲劳症状有改善效果。此外，葡萄能阻止血栓形成，并且能降低人体血清胆固醇水平及血小板的凝聚力，对预防心脑血管病有一定作用。

由于葡萄的含糖量很高，所以糖尿病患者应忌食。高血压患者吃葡萄后不能立即喝水，否则容易发生腹泻。此外，葡萄与芹菜搭配榨汁，降压效果更好。

13. 柚子

柚子含有丰富的营养物质，比如碳水化合物、维生素B_1、维生素B_2、维生素C、维生素P、胡萝卜素、丰富的钾元素以及钙、磷等微量元素。其中，钾元素是高血压患者所必需的，钾对于人体细胞、组织和器官的正常运转至关重要，尤其是低钾血症与高血压密切相关。此外，柚子的天然果胶中含有一种特殊营养成分，不仅能够祛除蓄积在体内的多余脂肪，而且还能降低血液中的胆固醇含量。

柚子单吃的话，可能有习惯口味，如果将柚子和蜂蜜搭配一起吃，口味好，而且降压效果佳。现代医学研究表明，常食蜂蜜可促进人体组织的新陈代谢，增进食欲，改善血液循环，具有降血压、防止血管硬化、扩张冠状动脉、消除心绞痛的作用。

14. 芒果

芒果营养丰富，含有大量的维生素C、芒果苷，以及对防治高血压有良好效果的微量元素钾，不但能有效降血压，还可辅助治疗由高血压引起的眩晕症状。

芒果和菠萝是一对好搭档，再加入一两片柠檬，用蜂蜜调味，可以将降压效果发挥到极致。

15. 山楂

山楂含有黄酮、山楂酸、枸橼酸等降血压物质。研究显示，摄入含黄酮类的食物对降血压有益，黄酮醇摄入量最高的人群比最低的人群患高血压风险下降10%。山楂中的山楂酸、枸橼酸等营养物质具有扩张血管、增加冠状动脉血流量、改善心脏功能、兴奋中枢神经系统、降压降脂、软化血管等作用，因而能有效地防治高血压。此外，山楂籽对人体健康也起到了很好的促进作用，用山楂籽做枕头，其挥发物有利于疏通经络，还可以降血压。

山楂可生吃，也可以泡茶用。泡茶的话的效果更好，因为可以加入一些决明子或何首乌等药材，疗效更显著。

16. 无花果

无花果含有丰富的微量元素，比如钾、钙、镁、铁、锰、锌、铜、磷、硒等，此外还含有枸橼酸、延胡索酸、琥珀酸、苹果酸、丙乙酸、草酸、奎宁酸、脂肪酶、蛋白酶以及人体必需的多种氨基酸等。其中矿物质元素钾有促进体内钠代谢的作用，有降血压的功效；脂肪酶、水解酶等成分具有降低和分解血脂的作用，能够减少脂质在血管壁上的沉积，进而起到降血压、降血脂、预防高血压和冠心病的作用。

无花果适宜和其他水果搭配吃，且熟吃的效果比生吃好。患有脑血管疾病、脂肪肝、正常血钾性周期性麻痹等症者不宜食用无花果。

17. 橘子

橘子中含有丰富的维生素生物活性物质橘皮苷和可以起到很好的降压作用。橘子富含维生素C与枸橼酸，两者对防治高血压都有重要意义；橘皮苷可以加强毛细血管的韧性，可起到降血压、扩张心脏的冠状动脉的作用。此外，研究证实，食用柑橘还可以降低沉积在动脉血管中的胆固醇，有助于使动脉粥样硬化发生逆转。

橘子生吃熟吃都不错，熟吃可加蜂蜜，利于降压。生吃橘子最好不要去橘络。

18. 金橘

金橘中含有丰富的维生素P、维生素C和金橘苷等营养物质，有助于防治高血压。维生素P是维护血管健康的重要营养素，能强化微血管弹性，有防治高血压、血管硬化、心脏疾病之功效。维生素C和桔苷等成分，对维护心血管功能，防治高血压也有一定的作用。

金橘有行气解郁、化痰利咽的作用，是脘腹胀满、咳嗽痰多、咽喉肿痛患者的食疗佳品。常食金橘能强健机体，提高抗寒能力，防治感冒。

金橘可生吃，亦可以熟吃，熟吃搭配其他水果做茶，食用方便，营养丰富，降压效果好。

19. 橙子

橙子中维生素C、胡萝卜素的含量相当高，比一般水果高出近10倍，能软化和保护血管，降低胆固醇和血脂，而胆固醇积聚是影响血压的重要因素之一；除此之外，橙子还含有一定量的枸橼酸、丰富的维生素P，维生素P具有降低毛细血管通透性，防止毛细血管破裂和增强人体细胞间黏着力的作用，从而达到降低血压的目的。所以，常吃橙子可以起到很好的降血压作用。

橙子生吃榨汁，效果绝佳；亦可以熟吃，搭配蜂蜜做茶，美味方便。

20. 阳桃

阳桃中含有少量核黄素、丰富的维生素C及丰富的钾、镁等矿物质元素。核黄素和维生素对防治高血压有重要意义；钾元素有助于体内钠的代谢，可以排出机体内的盐分，从而达到降血压的目的。

阳桃生吃美味可口，以7月开花，秋分果熟的为最佳，产量也最高。中秋前后为阳桃的旺产期。皮薄如膜、纤维少、果脆汁多、甜酸可口、芳香清甜。

21. 山药

山药不但含有丰富的淀粉、蛋白质、无机盐和多种维生素、维生素C、胡萝卜素等营养成分，还含有多种纤维素、胆碱、皂苷、黏液蛋白等。高血压患者的动脉血管壁会增厚变硬，血管管腔变窄，而山药中含有黏液蛋白、维生素及微量元素，可以阻止血脂沉淀在血管壁上，以达到疏通血管的效果。所以，常吃山药对防治高血压有很好的效果

山药中含有黏蛋白、淀粉酶、皂苷、游离氨基酸、多酚氧化酶等物质，且含量较为丰富，具有滋补作用，为病后康复者的食补佳品。

山药可使人体T淋巴细胞增加，从而可增强免疫功能及延缓细胞衰老。所以，"常服山药延年益寿"的说法是有一定科学道理的。

高血压患者吃山药的时候宜去皮食用，以免产生麻、刺等异常口感。山药皮中所含的皂角素或黏液里含的植物碱，少数人接触会引起山药过敏而发痒，处理山药时应避免直接接触。削完山药要马上洗几遍手，要不然就会抓哪儿哪儿痒。

山药搭配决明子、荷叶，降压效果比较好。

22. 魔芋

魔芋含丰富的淀粉、多种维生素，以及钾、磷、硒等矿物质元素，还含有人类所需要的魔芋多糖，即葡甘露聚糖。葡甘露聚糖能降低血清胆固醇和三酰甘油，从而有效地防治高血压和心血管疾病。魔芋中的葡甘露聚糖含量丰富，常吃魔芋，除了能防治高血压，还能预防癌症。

魔芋还是不错的减肥食物。魔芋中含量最多的葡萄甘露聚糖具有强大的膨胀力，有超过任何一种植物胶的黏韧度，既可填充胃肠，消除饥饿感，又因热量低，故可达到控制热量摄入的目的。

高血压患者食用魔芋需注意，生魔芋有毒，必须煎煮3小时以上才可食用，且每次摄入量不宜过多。魔芋搭配木耳降压效果更好。

23. 竹荪

竹荪由于其丰富的营养及鲜美的滋味而享有"菌中皇后"的美名。竹荪中的蛋白质、氨基酸含量极为丰富，竹荪还含有多种维生素和钙、磷、钾、镁、铁等矿物质。竹荪能够减少腹壁脂肪的积存，保护肝脏，从而可产生降血压的效果。

竹荪中的蛋白质、脂肪等有效成分可补充人体必需的营养物质，提高机体的免疫能力。竹荪中含有抑制肿瘤的成分，也可将之作为肿瘤患者的辅助治疗食品。

从营养角度来看，竹荪性凉，脾胃虚寒者不宜吃得过多。高血压患者食用竹荪，宜搭配冬笋、香菇做菜，保证美味的同时，提升降压效果。

24. 白萝卜

常吃白萝卜不仅可降低血脂、软化血管、稳定血压，而且可预防冠心病、动脉粥样硬化等疾病。白萝卜为什么能够治高血压呢？因为它有通气的作用。中医学认为，白萝卜具有清热生津、凉血止血、下气宽中、消食化滞、开胃健脾、顺气化痰的功效。白萝卜做熟后可以解决人经络的气血循环不顺畅的问题，所以吃熟的白萝卜可以起到食疗降血压的效果。

白萝卜所含热量较少，膳食纤维较多，食后易产生饱胀感，有助于减肥。常食白萝卜还能诱使人体自身产生干扰素，增加机体免疫力，并能抑制癌细胞的生长，对防癌、抗癌有重要作用。

25. 百合

百合除含有蛋白质、脂肪、还原糖、淀粉及钙、磷、铁、维生素等营养素外，还含有一些特殊的营养成分，如秋水仙碱等多种生物碱。这些成分综合作用于人体，不仅具有良好的营养滋补之功，还对高血压有良好的防治作用。中医学也认为鲜百合可养心安神，对病后虚弱的人非常有益。

因百合富含水分，故可以解渴润燥。支气管不好的人，食用后可有助其病情改善。常食百合有润肺、清心、调中之效；可止咳、止血、开胃、安神，有助于增强体质，抑制肿瘤细胞的生长，减弱放射治疗反应。

从营养角度来看，通过各种方式食用百合，对人体健康有全面促进作用。高血压患者食用可在炒菜和煮粥时加入一些百合，既提味，又利于降压。

26. 番茄

番茄中的黄酮类物质有显著的降压、止血、利尿作用，可降低血液黏度，保护血管，能防治高血压；番茄中维生素C含量极为丰富，维生素C可以增强血管柔韧性，增强抗癌能力，对高血压、心脏病患者非常有益。现代临床医学证实，经常吃番茄对高血压、心血管病等都有一定疗效。

番茄红素独特的抗氧化能力，能消除自由基而保护细胞，使脱氧核糖核酸及基因免遭破坏，增强人体免疫功能，阻止癌变进程。

番茄含有丰富的维生素，炒菜食用时应急火快炒。高血压患者食用番茄，搭配西兰花，营养更加全面，降压的同时还可预防癌症，一举多得。

27. 南瓜

南瓜中有人体所需的多种氨基酸，其中赖氨酸、亮氨酸、异亮氨酸、苯丙氨酸、苏氨酸等含量较高，还含有多种维生素与矿物质，其中维生素C和钙元素的含量很高，对原发性高血压有很好的治疗作用。研究发现，缺钙也会引起高血压。钙结合在细胞膜上可降低细胞膜通透性，提高兴奋阈，使血管平滑肌松弛。高钙可对抗高钠所致的尿钾排泄增加，而钾离子对稳定细胞膜起重要作用。维持足够的高钙摄入，可抵抗高钠的有害作用。所以，常吃南瓜可防治高血压。

南瓜还可促进人体胰岛素分泌，富含大量纤维素且果肉细腻味甜，食后能饱腹且促进排便，故体胖和糖尿病患者食用后可防止饥饿和肥胖。南瓜能消除致癌物质亚硝酸胺的突变作用。其果胶还可以中和及清除体内重金属和部分残留农药，故有防癌、防中毒的作用。

从营养角度来看，南瓜熬粥易于吸收，用熬粥的方式食用，是高血压患者的不错选择。

28. 黄花菜

黄花菜被称为"健脑菜"，它含有丰富的卵磷脂，对增强和改善大脑功能有重要作用，同时能清除动脉内的沉积物，对注意力不集中、记忆力减退、脑动脉阻塞等症状有特殊疗效。

研究表明，黄花菜能显著降低血清胆固醇的含量，有利于高血压患者的康复，可作为高血压患者的保健蔬菜。高胆固醇虽属于高脂血症的范围，简单点说就是血液里的油脂类的物质多了，人体体内胆固醇、三酰甘油、垃圾毒素在血液过多沉积，造成血液黏稠，对高血压的防治极为不利。所以，通过吃黄花菜来降低血清胆固醇，可以达到预防和治疗高血压的效果。

29．石花菜

石花菜含有丰富的膳食纤维和矿物质、钙、锌、胶原蛋白、海中酵素等。石花菜内钙元素的含量较高，高钙有助于防治高血压；石花菜所含的褐藻酸盐类物质具有降压作用，而其所含的淀粉类硫酸酯具有降血脂功能，对高血压、高脂血症也有一定的防治作用。

石花菜所含的植物胶能在肠道中吸收水分，使肠道内容物膨胀，从而可刺激肠壁及增加排泄物。所以，经常便秘的人适宜食用一些石花菜。用石花菜制成的琼胶，是多糖体的化合物，有抗病毒的作用。

石花菜适宜凉拌，凉拌石花菜时应适量加些姜末或姜汁，以缓解其寒性。石花菜性寒凉，故孕妇不可多食。

30．荠菜

荠菜营养丰富，含有蛋白质、脂肪、膳食纤维、碳水化合物、胡萝卜素、维生素B_1、维生素B_2、烟酸、维生素E、维生素C、钙、磷、铁、钾、钠、镁、锰、锌、铜和硒，以及乙酰胆碱、谷甾醇和季胺化合物等营养成分。乙酰胆碱、谷甾醇和季胺化合物，不仅可以降低血液及肝脏中的胆固醇和三酰甘油的含量，而且还有降低血压的作用；荠菜所含的钙、维生素C尤多，钙含量超过豆腐，两者在防治高血压方面都有积极作用。所以，常食荠菜可预防高血压。

荠菜所含的橙皮苷不仅具有消炎抗菌，提高体内维生素C含量的作用，还能抗病毒及预防身体冻伤。荠菜所含的荠菜酸是有效的止血成分，能缩短出血及凝血时间，特别是对内出血的止血非常有效。

31. 苦瓜

苦瓜中维生素C的含量可达56毫克/100克，据营养学家测定，每天若吃100克苦瓜就能获得全天需要的维生素C，这对保护血管弹性、维持正常生理功能，以及防治原发性高血压、脑血管意外、冠心病等方面具有重要意义。此外，苦瓜还是高钾食物，而钠含量则相对很低，高钾低钠可促进体内钠的代谢，从而起到降低血压的作用。

苦瓜营养丰富，而且口味鲜烈，不与其他蔬菜搭配即能有独特的口感。清炒苦瓜时记得放上几颗枸杞子，降压效果更好。

32. 芦荟

芦荟被人们荣称为"神奇植物""家庭药箱"，因为其含有的几十种营养物质，与人体细胞所需物质几乎完全吻合，有着明显的保健价值。长期研究表明，芦荟虽不能直接降压，但却对高血压有很显著的疗效。它可通过扩张毛细血管及促进血液循环来增强心脏的功能。

芦荟提取物有抗癌、防癌的功效，可促进皮肤损伤后的再生，增强机体免疫力及保护肝脏的作用。芦荟还是美容、减肥、防治便秘的佳品，对脂肪代谢、胃肠功能、排泄系统都有很好的调整作用。

芦荟熬粥，有益于营养吸收，高血压患者可选用。另外，如果直接将芦荟和五谷一起榨汁熬煮，效果更好。

33. 海带

海带含有丰富的钾，钾可以帮助平衡身体内的钠，如果身体内的钾太少，造成身体内的钠钾平衡失调，多余的钠会把水分留住，造成细胞水肿，血压升高。但如果身体摄取足够的钾离子，就可以将多余的钠代谢掉，有助于降低血压。另外，海带不仅含有大量的不饱和脂肪酸和食物纤维，而且还含有多种无机盐和微量元素以及维生素，能使脂肪在人体内的蓄积大多趋向于皮下和肌肉组织，而很少在心脏、血管壁上沉积，还能清除附在血管壁上的胆固醇，这些都有助于高血压患者的康复。

34. 海藻

海藻中含有较丰富的海藻多糖，从中提取的海藻淀粉硫酸脂，具有降低胆固醇的作用，有助于高血压患者的康复治疗；海藻中含有的硒元素对防治高血压亦有重要意义，高血压患者体内含硒量比健康者要少得多，生活在低硒地区的人，高血压患者人数比富硒地区高出许多。

据研究，海藻在较大剂量（0.75克/千克）时对麻醉犬、兔有比较明显而持久的降血压作用，水剂较酊剂为强，藻胶酸钠较大剂量亦能使动物血压短暂下降，中等量则使血压短暂上升，对离体兔心有短暂的兴奋作用，对平滑肌则无影响。

海藻中所含的碘成分可用来纠正因缺碘而引起的甲状腺功能不足，同时也具有短暂抑制甲状腺功能亢进症患者新陈代谢率的作用而减轻症状，但不宜持久，所以仅为术前的准备。

35. 紫菜

紫菜中含有一定的甘露醇，有很强的利尿作用，可作为治疗高血压水肿的辅助食品。近代医学研究发现，常食紫菜可有效减少血液中的胆固醇含量，是高血压患者的首选健康食品。

紫菜具有软坚散结功能，对于治疗甲状腺肿大等郁结积块有效。紫菜中含有丰富的胆碱成分，有增强记忆力的作用。

从营养角度来看紫菜与鸡蛋搭配做汤，营养丰富，易于吸收。高血压患者做这道汤时一定要加一些虾皮，不但提味，还可辅助降血压，因为虾皮本身也有降血压的功效。

36. 香菇

香菇的养生价值很高，不但含有丰富的维生素C和矿物质钾，还含有嘌呤、胆碱、氧化酶、酪氨酸和一些核酸类的物质。香菇含有的香菇嘌呤能抑制肝脏中的胆固醇的合成，减少血液中的胆固醇，改善动脉硬化并使血压降低。香菇中的维生素C具有降低胆固醇，稳定血压的作用。香菇中大量的钾盐可以促进体内钠的代谢，从而起到降血压的目的。香菇中还含有香菇多肽，可预防血管硬化，降血压。

从营养学的角度看，香菇搭配竹笋相得益彰，既营养美味，还保健降压。竹笋入菜可达到通便护肠的作用，肠道中的大肠埃希菌能把竹笋纤维素合成人体所需的维生素，还能与肠道中胆固醇代谢产物胆酸合成不能被吸收的复合废弃物排出体外。

37. 猴头菇

猴头菇有"山珍猴头、海味燕窝"之称。猴头菇中含有不饱和脂肪酸，不仅有利于加快人体血液循环，而且能降低血中胆固醇水平，有利于高血压患者的康复。中医学认为，猴头菇性平味甘，有利五脏、助消化、滋补身体等功效，是高血压患者的理想食疗佳品。

高血压患者在临睡前食用经过蒸煮的猴头菇，可起到安眠、平喘及增强细胞活力和抵抗力的作用。

食用猴头菇注意防中毒，需洗涤，涨发，漂洗和烹制，直至软烂如豆腐方可。泡发时适宜用温水而不宜用沸水，泡发至没有白色硬心即可，如果泡发不充分，烹调的时候会由于蛋白质变性很难将猴头菇煮软。烹制前要先放在锅内，加姜、葱、料酒、高汤等蒸煮一下，以中和一部分猴头菇本身带有的苦味。

38. 金针菇

金针菇含有人体必需氨基酸成分较全，其中赖氨酸和精氨酸含量尤其丰富。赖氨酸有促进儿童智力发育和健脑的作用，所以在许多国家金针菇被誉为"益智菇"和"增智菇"。

精氨酸能辅助清除血管斑块，是血管的清道夫，具有扩张血管，改善血液循环，辅助调节血压的功效；精氨酸还能在人体内转化成一氧化氮，有助于平滑肌的舒张，保持血压稳定性。

另外，金针菇含钾较多，钾对血管有保护作用，既可以有效降血压，又可以减少高血压并发症的发生。

同其他菌类食品一样，金针菇也适合做汤食用，既降血压，又利于吸收。

39. 花生

现代研究表明，常食花生对冠心病、高血压、脑动脉硬化等多种疾病有防治作用，且能增强记忆力，延缓人体细胞衰老，所以有"长生果"之美誉，人们常把它视为养生保健佳品。

每100克花生中含蛋白质27克，脂肪40克，碳水化合物22克，钙71毫克，磷400毫克，铁2毫克，还含有较高的胡萝卜素、B族维生素、维生素E、胆碱等。花生含多种脂肪酸，其中80%以上为不饱和脂肪酸，且近一半为亚油酸。

花生含有的维生素C有降低胆固醇水平的作用，有助于防治动脉硬化、高血压。另外，花生油中含有的亚油酸，可使人体内胆固醇分解为胆汁酸排出体外，避免胆固醇在体内沉积，减少因胆固醇在人体中超过正常值而引发多种心脑血管疾病的发生率，对高血压的防治有积极作用。

临床观察发现，用醋浸泡花生米1周以上，每晚服7～10粒，可使高血压患者的血压下降，有的甚至能接近正常水平；花生壳也有降血压和降血脂的作用，将花生壳洗净冲开水代茶饮，对高血压和高脂血症有一定的疗效。

40．大蒜

大蒜营养丰富，除维生素和矿物质元素外，还含有硫胺素、核黄素、烟酸、蒜素、柠檬醛等营养物质。澳大利亚阿德莱德大学的研究人员研究发现，大蒜中含有的"蒜素"降压效果不亚于一些降压药物。

研究人员要求受试者每天服用600～900毫克含有"蒜素"的营养补充剂，而对照组人员则服用安慰剂，试验中每天摄入的营养补充剂的蒜素含量为3.6～5.4毫克。在为时3～6个月的实验中，服用"蒜素"营养补充剂的高血压患者的高压平均降低了8.4毫米汞柱，低压平均降低了7.3毫米汞柱。而更神奇的是，那些血压越高的患者，其血压降低的幅度也越大。研究结果显示，大蒜中的蒜素可以有效地防治高血压。

大蒜中蒜素含量极高，一瓣新鲜大蒜中含有5～9毫克蒜素。所以，每天坚持吃大蒜，降压效果甚至能赶上吃降压药。

41. 玉米

玉米中含有丰富的钙，对高血压病的治疗有辅助的功效。玉米中含有丰富的不饱和脂肪酸，尤其是亚油酸的含量高达60%以上，它和玉米胚芽中的维生素E协同作用，可降低血液胆固醇浓度并防止其沉积于血管壁，对于高血压等疾病都有一定的预防和治疗作用。另外，玉米须有利尿降压、止血止泻、助消化的作用，玉米油能降低血清胆固醇，预防高血压的发生。

玉米中的纤维素含量很高，具有刺激胃肠蠕动、加速粪便排泄的作用，可防治便秘、肠炎、肠癌等。

玉米可煮粥，亦可做配菜；不宜食用霉变的玉米，否则易导致癌症。

42. 燕麦

燕麦中含有极为丰富的亚油酸和皂苷素，可降低血清胆固醇与三酰甘油，故有降血压的作用。另外，燕麦富含镁和维生素B_1，也含有磷、钾、铁、泛酸、铜和纤维，可以降低胆固醇，有助于高血压患者的康复。燕麦和南瓜搭配食用，不但美味可口，降血压的效果也更好。

燕麦中含有钙、磷、铁、锌等矿物质，可预防骨质疏松、促进伤口愈合、防止贫血，是补钙、补血的佳品。

燕麦中还含有一种对人体极其有益的亚油酸，具有抑制胆固醇升高的作用。经常食用燕麦对糖尿病患者也有非常好的降糖、减肥的功效。

燕麦可搭配其他杂粮熬粥；燕麦一次不宜进食过多，否则会造成胃痉挛、消化不良或胀气。

43. 荞麦

荞麦含有丰富的B族维生素、维生素E、铬、磷、钙、铁、赖氨酸、氨基酸、脂肪酸、亚油酸、烟碱酸、烟酸、芦丁等。荞麦中含有的维生素P是维护血管健康的重要营养素，能强化微血管弹性，有防治高血压、血管硬化、心脏疾病之功效。此外，荞麦还含有丰富的钾、钙、硒等物质，这些都对降压有很大的帮助。

荞麦中含有丰富的维生素E和蛋白质。其蛋白质中的赖氨酸、铁、锰、锌等微量元素比一般谷物丰富，膳食纤维是一般精制大米的10倍，所以荞麦具有很好的营养保健作用。

荞麦面中的矿物质对神经系统紊乱引起的偏头痛有较好的辅助治疗效果。

荞麦煮粥食用，有利于降低血压。另外，高血压患者也可食用荞麦面条，降压效果也不错。

44. 薏苡仁（薏米）

高血压患者常食薏米粥有助于降血压。薏苡仁的营养价值很高，被誉为"世界禾本科植物之王"。薏苡仁中含有油酸、亚油酸，以及酸性多糖、薏苡多糖和挥发油。亚油酸和挥发油可降低血液胆固醇浓度并防止其沉积于血管壁，对于高血压等疾病都有一定的预防和治疗作用。薏苡仁的根中所含的薏米醇，有降压利尿的功效，适用于高血压患者的辅助治疗。

薏苡仁中所含的薏苡仁油脂对癌细胞生长有抑制作用，可以用于肺癌、肝癌、胃癌、宫颈癌的防治。

薏苡仁热量较高，味道和大米相似，且易消化吸收，煮粥、做汤均可。薏苡仁有促进新陈代谢和减少胃肠负担的作用，可做病中、病后的食疗佳品。高血压患者常食薏米粥，有利于身体的康复。薏苡仁煮粥时先用旺火烧开，再改用温火熬，熟烂后即可食用，食用薏米粥时可加红枣、糯米一起煮，增加薏苡仁的美味。

45. 小米

小米富含B族维生素、膳食纤维、烟酸、镁等多种营养成分，它们能够抑制血管收缩，降低血压。尤其是平时身体较为虚弱的高血压患者，更适合用它来调理。中医学认为，小米可健脾祛湿。高血压从脾胃论治的理论认为，脾失健运，导致痰湿内阻，形成气血瘀滞，是高血压的重要诱因。如果脾胃功能良好，运化有常，就不会有过多脂质附着在血管内壁，自然会减少高血压的发生概率。所以，常吃小米能够起到防治高血压的作用。

小米的食用方法以煮粥为最佳，蒸饭次之，还可做成小米锅巴。小米外层的营养远比内层丰富，淘洗或用力搓洗均可使外层的营养成分损失，故不应多次淘洗或用力搓洗。高血压患者食用小米时应注意，不宜与杏仁同食。

46. 榛子

榛子含有人体自身不能合成的不饱和脂肪酸，这种物质既可促进胆固醇的代谢，又可以软化血管及保护毛细血管的健康，从而达到预防和治疗高血压的功效。

榛子富含油脂，其脂溶性维生素有利于人体的吸收，对体弱的人有很好的滋补营养作用。

榛子里含有抗癌物质紫杉酚，这种成分对卵巢癌和乳腺癌及其他癌症都有辅助治疗的作用，可以促进抗体的合成，从而提高抵抗力。

将榛子炒熟，勿焦，随时食用，也可以配伍其他食材制作成粥等。

47. 杏仁

杏仁中含有丰富的黄酮和多酚类物质，可有效降低血液中的胆固醇水平及维持心脏功能，可预防高血压性心脏病发作。另外，杏仁里面有很多的纤维素和矿物质等，对于降低高血压也有一定的效果。

苦杏仁能止咳平喘、润肠通便，可治疗肺病、咳嗽等。甜杏仁和日常吃的干果大杏仁较滋润，有一定的补肺作用。

杏仁富含脂肪，且多为不饱和脂肪，可以有效保护心血管的健康，对于预防心血管病有一定的疗效。

甜杏仁味道微甜、细腻，可直接食用，还可作为原料加入菜肴

中；苦杏仁带苦味，一次服用不可过多，每次以不高于9克为宜。

48. 葵花子

葵花子脂肪含量可达50%左右，其中主要为不饱和脂肪酸，且不含胆固醇，适合高血压患者的康复食疗；亚油酸含量可达70%，有助于降低人体的血清胆固醇水平，从而有益于保护心血管的健康，对高血压患者十分有益。

葵花子含有丰富的铁、锌、钾、镁等微量元素，有预防贫血的作用。葵花子是维生素B和维生素E的良好来源，对失眠、记忆力减退等有一定的辅助治疗作用。

高血压患者如果肝脏不好，最好不要嗑葵花子，因为它会损伤肝脏，引起肝硬化。另外，不要一次吃太多，以免上火。

49. 核桃

核桃含脂肪40%～50%，其中主要为不饱和脂肪酸，能降低胆固醇、防止动脉硬化和高血压；核桃仁所含的锌、铬、锰等微量元素在降血压方面具有重要作用，锌不但有生血功能，而且可降低及消除镉元素的致高血压作用。国外最新研究发现，吃核桃和核桃油1周后，人们的平均舒张压明显下降。所以，人们若经常食用核桃仁，就可减少高血压的发生。

核桃含有多量脂肪，不仅不会升高胆固醇，而且还能减少肠道对胆固醇的吸收，非常适合动脉粥样硬化和冠心病患者食用。

核桃仁可直接吃，也可以搭配大米做粥，还可以自己加工成口感各异的饮料，降压的同时不失美味。

50. 腰果

腰果中的脂肪成分主要是人体不能自身合成的不饱和脂肪酸，有很好的软化血管的作用，对保护血管、防治心血管疾病大有裨益，高血压患者可以常服。另外，腰果还含有多种维生素和钙、磷、铁等矿物元素，具有利水、除湿、消肿之功，有助于高血压病的防治。

腰果含有丰富的油脂，不仅可以润肠通便、排毒养颜，而且具有润肤美容、延缓衰老的功效。

经常食用腰果可以强身健体，提高机体抗病的能力，增进性功能，有益于驻颜养生。

高血压患者每天吃几颗腰果，有利于降压。

51. 栗子

栗子对人体有滋补作用，可辅助治疗肾虚，被称为"肾之果"。

栗子含有丰富的不饱和脂肪酸和维生素、无机盐，对防治高血压病有重要作用，是高血压患者的滋补食疗佳品。鲜栗子所含的维生素C比公认含维生素C丰富的西红柿要多，更是苹果的十多倍，维生素C在高血压防治方面有十分积极的作用；栗子所含的矿物质钾、镁、铁、锌、锰等含量比苹果、梨等普通水果高得多，尤其是含钾突出，可帮助体内钠的代谢，有利于降血压。

栗子含有核黄素，常吃栗子对小儿口舌生疮和成人口腔溃疡有防治作用。

栗子可炒熟了吃，也可以搭配做粥。高血压患者无论采用哪种方式食用，都对恢复身体健康有不小的帮助。

52. 白瓜子

白瓜子含有丰富的泛酸，这种物质具有降低血压的作用。

另外，白瓜子对人体内寄生虫（如蛲虫、钩虫等）有很强的杀伤力，对血吸虫幼虫也具有很好的杀灭作用，是辅助治疗血吸虫病的首选食品。

每天去壳嚼食生白瓜子100克，分早、中、晚3次。1周为1个疗程，可连续食用2~3周。

53. 花生

现代研究表明，常食花生对冠心病、高血压、脑动脉硬化等多种疾病有防治作用，且能增强记忆力，延缓人体细胞衰老，所以有"长生果"之美誉，人们常把它视为养生保健佳品。

每100克花生中含蛋白质27克，脂肪40克，碳水化合物22克，钙71毫克，磷400毫克，铁2毫克，还含有较高的胡萝卜素、B族维生素、维生素E、胆碱等。花生含多种脂肪酸，其中80%以上为不饱和脂肪酸，且近一半为亚油酸。

花生含有的维生素C有降低胆固醇水平的作用，有助于防治动脉硬化、高血压。另外，花生油中含有的亚油酸，可使人体内胆固醇分解为胆汁酸排出体外，避免胆固醇在体内沉积，减少因胆固醇在人体中超过正常值而引发多种心脑血管疾病的发生率，对高血压的防治有积极作用。

临床观察发现，用醋浸泡花生米1周以上，每晚服7～10粒，可使高血压患者的血压下降，有的甚至能接近正常水平；花生壳也有降压和降血脂的作用，将花生壳洗净冲开水代茶饮，对高血压和高脂血症有一定的疗效。

吃对番外篇

学会泡一杯降压茶饮

茶，已被公认是最好的饮料。人们长期的饮茶实践充分证明，饮茶不仅能增进营养，而且能预防疾病。数千年来，有关饮茶与健康的记载很多。特别是我国古代，茶常被当作药物使用，在中医药学宝库中，茶，作为单方或复方入药的，颇为常见。茶不但有对多种疾病治疗的效能，而且有良好的延年益寿、抗老强身的作用。关于茶的传统用法的功效，在我国已经有几千年的悠久历史了，对人类的防病、治病作出了不可磨灭的贡献。随着现代功效的发现，从理论上和数据上，对茶的传统功效都给予了充分的肯定和证明。

茶叶中有降血压效果的成分，喝茶多的人高血压发病率低。临床实验表明，常喝茶者冠心病的患病率明显少于不喝茶或偶喝茶者。每天喝茶10杯以上的人高血压发病率比喝茶4杯以下的人低约1 / 3。

茶叶中的多酚类物质、维生素、氨基酸等对于机体脂肪代谢起着重要作用。脂肪代谢紊乱往往是肝脏病患者动脉粥样硬化的一种重要原因。茶叶中的多酚类物质特别是儿茶素可以防止血液中及肝脏中胆固醇及其他烯醇类和中性脂肪的积累，可以预防动脉和肝脏硬化。

在诸多茶中，绿茶的疗效更加突出。因此，经常泡一壶茶，尤其是绿茶，不但养心养性，还能治疗高血压，可谓一举多得。

1. 绿茶——抗氧化降血压

绿茶含有黄酮醇类物质，有抗氧化作用，亦可防止血液凝块及血小板成团，降低患高血压和心血管疾病的风险，故适当喝绿茶有助于控制血压。绿茶含有维生素P，是维护血管健康的重要营养素，能强化微血管弹性，有防治高血压、血管硬化、心脏疾病之功效。另外，绿茶叶中的儿茶素、茶碱也具有降压作用。所以，常喝绿茶对高血压患者大有好处。

绿茶含有氟，其中儿茶素可以抑制生龋菌，减少牙菌斑及牙周炎的发生。茶中所含的单宁酸能阻止食物渣屑细菌繁殖，从而可以有效地防止口臭。

绿茶

【原料】绿茶

【做法】取绿茶适量，加热水冲泡即可直接饮用。

2. 金银花——清热解毒降血压

金银花性寒，味甘，气平，具有清热解毒之功效，可以治疗热毒肿疡、痈疽疔疮等症。在盛夏酷暑之际，喝金银花茶又能预防中暑、肠炎、痢疾等症。

用金银花和菊花制成"银菊饮"当茶喝，不仅对高血压病、动脉硬化症治疗效果良好，并可使高血压等病引起的头晕、头痛、失眠等症状获得改善。

金银花还具有较广的抗菌谱，对志贺菌属（痢疾杆菌）、伤寒沙门菌、大肠埃希菌、百日咳鲍特菌、白喉棒状杆菌、铜绿假单胞菌、结核分枝杆菌、葡萄球菌、链球菌、肺炎链球菌等，均具有抑制作用。

金银花茶具有清热解毒、通经活络、抗病毒、清肝明目、平肝凉血、杀菌止痒、加强防御功能等作用，是高血压患者养护健康的佳品。

金银花茶

【原料】金银花20克，蜂蜜少量。

【做法】将金银花漂洗干净后放入壶内，注入开水，盖上盖子，等10分钟左右，待茶汤变成淡黄色后加入蜂蜜即可。

3. 川芎——扩张冠状动脉降血压

川芎的主要化学成分有生物碱、挥发油、维生素A、维生素E、叶酸、甾醇、蔗糖、脂肪油等。其生物碱有助于高血压的防治，现代研究证明其有扩张冠状动脉、脑动脉的功效，改善微循环的作用，并有明显而持久的降压作用。所以，常服用川芎有活血行气的作用，有助于高血压患者的身体康复。

川芎菊花茶

原料：川芎、绿茶、杭白菊各3克。

做法：将以上材料冲泡代茶饮。

4. 槐花——改善毛细血管降血压

槐花性凉，味苦，有清热凉血、清肝泻火、止血的作用。它含有的芦丁能改善毛细血管的功能，保持毛细血管正常的抵抗力，防止因毛细血管脆性过大及渗透性过高而引起的出血。槐花中的芸香苷及槲皮素能保持毛细血管正常的抵抗力，减少血管壁通透性，可使毛细血管恢复正常的弹性。高血压患者服用可预防出血。

槐花还有降血脂作用。

菊槐降压茶

原料：菊花、槐花、绿茶各3克。

做法：将以上材料沸水冲泡代茶饮。

5. 菊花——调节心肌功能降血压

现代药理研究发现，菊花的花和茎含挥发油，并有腺嘌呤、胆碱、水苏碱等成分，长期饮用能调节心肌功能，降低胆固醇，故非常适宜高血压患者饮用。

现代医学研究表明，菊花的降压原理在于抗肾上腺素及扩张外周血管和抑制血管运动中枢，复方单味皆可用，每次9~60克。

菊花清热解毒之功甚佳，为外科用药，主要用于热毒疮疡、红肿热痛之症，特别对于疔疮肿毒尤有良好疗效。

高血压患者宜选用白菊花泡茶，因为白菊花平肝明目的作用较强，可用于阴虚阳亢所引起的头晕、眼花、目干等。

菊花山楂茶

原料：白菊花15克，生山楂20克。

做法：沸水冲泡10分钟即可饮用。

6. 荷叶——降低舒张压降血压

荷叶是"药食两用"的食物，不仅对治疗冠心病等有显著效果，而且对降低舒张压也起着重要作用。荷叶主要成分有荷叶碱、枸橼酸、苹果酸、葡萄糖酸、草酸、琥珀酸及其他抗有丝分裂作用的碱性成分，现代药理研究表明，这些成分具有降血压、降血脂、减肥的功效。经常饮用荷叶茶可健脾祛湿、凉血止血、利尿，对高血压患者的康复有十分积极的作用。

荷叶还可用于感冒暑热、头胀胸闷、口渴、小便短赤等症。荷叶既能清热解暑，又能升发清阳，对暑热泄泻具有很好的疗效，常与白术、白扁豆等配伍应用。此外，对脾虚气陷、大便泄泻者也可加入到补脾胃药中同用。

荷叶茶作为一种保健茶，虽然不像药物那样立竿见影，但无任何副作用，对"三高"患者，尤其是高血压来说，是非常实用的一个选择。

荷叶茶

【原料】新鲜荷叶适量。

【做法】切碎，加水煮沸代茶饮。

7. 三七——扩张血管降血压

三七有降血压作用，尤以降低舒张压作用明显。三七对不同部位血管具有选择性扩张作用，并能显著降低冠状动脉阻力，增加冠状动脉血流量。

三七还具有良好的止血功效和显著的造血作用，从而能加强和改善冠状动脉微循环。

三七花茶

原料：三七花、夏枯草各3克，草决明、玉米须各5克。

做法：将以上材料用沸水冲泡代茶饮。

8. 莲子——多种营养物质降血压

莲子心含有黄酮类化合物、多种挥发油、叶绿素及钾、锌、铜、铁、钙、铅等微量元素。黄酮类化合物有降血压的作用；钾元素可促进体内钠的代谢，有助于降血压。另外，莲子心中还含有一种莲心碱物质，亦有很好的降压作用。

莲子心中的钙、磷、钾含量非常丰富。丰富的磷还是细胞核蛋白的主要成分，能够帮助机体进行蛋白质、脂肪、糖类代谢，并维持酸碱平衡。

莲子心茶，是把成熟莲子种仁内的绿色胚芽取出，用以泡茶饮用，有清心火的作用，高血压患者和失眠患者，最适合喝莲子心茶。

9. 草决明——微量元素降血压

草决明主要含有大黄酚、决明子素、决明子苷，以及甾醇糖类、脂肪酸、蛋白质和人体必需的微量元素。动物实验表明，决明子的水浸液、醇水浸出液，对麻醉的猫、狗都有降低血压的作用。

草决明还有清肝明目的作用。为眼科常用药，用于肝胆郁热所致的目赤肿痛、怕光流泪等症状。

决明子绿茶

原料：决明子、绿茶各5克。

做法：将决明子用小火炒至香气溢出时取出，放凉；将炒好的决明子、绿茶用沸水冲泡，3～5分钟后即可饮用。

10. 枸杞子——降低血清胆固醇和三酰甘油降血压

枸杞多糖可显著降低血清胆固醇、三酰甘油水平，对高血压的防治有积极作用。中医学认为，枸杞子性平味甘，药食两用，有温和的降压作用，常服对高血压及相关并发症有一定调节作用。除了煎汤服用，还可与菊花一起泡水喝，菊花也有温和的降压作用。

枸杞子具有调节人体免疫力的作用。另外，枸杞多糖有明显的降血糖作用，有效率达百分之百，且对正常血糖无影响。

枸杞菊花茶

原料：枸杞子5克，菊花3克。

做法：取枸杞子、菊花放入茶杯，沸水冲泡，加盖闷15分钟后即可。

降压，远离这些垃圾食品

1. 高血压患者不宜吃狗肉

不少餐馆打出"狗肉进补""带皮狗肉"的招牌来招揽客户，这让很多人都以为狗肉是一种很好的进补食物。殊不知，很多人因为吃了狗肉，吃进了医院。

狗肉属于温性食物，从理论上说冬季食狗肉是一种很好的方式，但并非人人适合食用狗肉，例如阴虚火旺体质的人，吃了就比较容易上火。吃了狗肉再食用羊肉，就更容易出现鼻子出血、咽喉疼痛等症状。

对高血压患者来说，采补方式不恰当不但达不到进补效果，反而适得其反，对身体造成伤害。因为狗肉热性大、滋补性强，食后会促使血压升高，甚至导致脑血管破裂出血。因此，高血压患者日常生活中不要食用太多狗肉。

2. 高血压患者应避免咖啡因

经过研究发现，常喝咖啡的人患血压的概率要比不喝咖啡的人概率大得多。研究还显示，患高血压症与否与每天喝咖啡的量关系并不大，也就是说，一个每天喝1杯咖啡的人和一个每天喝8杯咖啡的人患高血压的可能性差不多。

对于高血压患者来说，咖啡可能是致命的，喝完咖啡后，血压会骤然上升，并且会持续至少3小时难以下降。不过，目前还没发现长期饮用咖啡与高血压或高血压患者心血管疾病风险之间的关联性。

在实验中，发现摄入200~300毫克咖啡因（1.5～2杯过滤咖啡中的咖啡因含量）会导致收缩压和舒张压分别上升8.2毫米汞柱和5.6毫米汞柱。咖啡因摄入后1小时，会出现血压升高现象，并且高血压状态持续3小时而不下降。

在咖啡因长效（1周）试验中，经过咖啡因与安慰剂、咖啡与无咖啡饮食以及咖啡与脱咖啡因咖啡的对比研究，分析员没有发现长喝咖啡会导致血压上升的现象。

咖啡因能够导致血压骤然升高，高血压患者应避免喝咖啡。另外，正常人在测量血压前几个小时喝了含有咖啡因的饮料，测量结果也会显示血压升高，造成"高血压难以控制"的假象。

3. 腌制与味精食品吃得越少越好

每个人都知道，食盐太多会对身体造成伤害，尤其是患高血压的人，更要控制食盐的用量。而腌菜中含有大量亚硝酸盐，更是高血压的禁忌。

腌菜时，若时间和盐分不够，硝酸盐将被微生物还原为亚硝酸盐。亚硝酸盐多食会引起一种高铁血红蛋白血症，亦称肠源性青紫症，是一种急性中毒。患者口唇、指甲及全身皮肤、黏膜发绀，严重者常因呼吸循环衰竭而死亡。肉中的仲胺与亚硝酸盐在一定条件下，可在体内或体外合成亚硝胺，会诱发多种癌。

实践证明，在高血压的早期或轻型高血压患者，单纯限盐即可能使血压恢复正常。而对中、重度高血压患者，限制盐的摄入量，不仅可提高其他降压药物的疗效，还可使降压药物的剂量减少，也会减少降压药物的不良反应和药品费用。因此对于未发生高血压和已经发生高血压的患者，限制吃食盐也是有益的。

其实，在调味品中，除食盐以外，过量食用味精同样会引起血压升高。

味精的主要成分是谷氨酸钠。谷氨酸钠是脑组织氧化代谢的氨基酸钠之一，所以，谷氨酸钠对改进和维持丘脑的功能是十分重要的。此外，它还有降低血液中氨含量的作用，可作为精神病患者的中枢及大脑皮质的补剂，可改善神经有缺陷的儿童的智力，这是它有益的一面。

但对高血压患者来说，对味精的摄入应该与食盐一样慎重。正确的做法是，用味精或鸡精代替部分食盐，这样不仅菜肴更有味、更鲜美、更好吃，还能帮助我们少摄入一些钠，有助于控制血压。

4. 高脂、高胆固醇食物不能吃

高血压患者要控制富含胆固醇的动物脂肪和其他食物(如蛋黄、动物内脏、鱼籽、虾、蟹黄、墨鱼等），这是因为：

（1）经过动物实验和对人类饮食习惯的调查发现，高胆固醇的食物与动脉硬化的发生和发展有关系。

（2）进食的数量可直接影响血液中胆固醇的水平。血液中胆固醇增高后，便容易沉积到血管壁中而发生动脉硬化。

不过，如果是年轻而且症状轻的高血压患者，几次测定血液中的胆固醇的数值又都不高，加上体型也不过于肥胖，其脂肪类食物的摄入可不必过分限制。但年龄在40岁以上的高血压患者，即使血液中的胆固醇的数量不高，目前也还没有并发动脉硬化症，仍应摒弃富含胆固醇的食物。

荤腥食物（含动物性脂肪的食物）都或多或少含有胆固醇，对高血压病特别是动脉硬化的患者是很不相宜的。但也不必视如"猛虎"，全加禁忌，而应该根据血中胆固醇含量水平及是否有动脉硬化等情况，适当予以控制。一般应选择每100克食物中含胆固醇在100毫克以下的食物为好。植物油有降低血中胆固醇的作用，而且含有较多的亚油酸，对增强微血管的弹性，防止血管破裂，也有一定的好处。

说到胆固醇的问题，不得不再说一下鸡蛋。鸡蛋黄中含有较多的胆固醇，每100克可高达1510毫克，因此，不少老年人对吃鸡蛋怀有戒心，怕吃鸡蛋引起胆固醇增高而导致动脉粥样硬化。科学家们研究发现，鸡蛋中虽含有较多的胆固醇，但同时也含有丰富的卵磷脂。卵磷脂进入血液后，会使胆固醇和脂肪的颗粒变小，并使之保持悬浮状态，从而阻止胆固醇和脂肪在血管壁的沉积。因此，科学家们认为，对胆固醇正常的老年人，每天吃2个鸡蛋，其100毫升血液中的胆固醇最高增加2毫克，不会造成血管硬化。高血压患者可再降低一些，一天一个鸡蛋，也是没有太大问题的。

5. 酒不降压还升压

国内外都对饮酒是否会引起血压升高的问题有研究，结果发现饮酒的量与血压呈正相关，也就是说喝酒越多者，血压就越高。在我国也有人进行对照研究，结果发现饮酒者血压特别是收缩压高于不饮酒者。

饮酒使血压升高的原因，可能与乙醇引起交感神经兴奋，心脏输出量增加，以及间接引起肾素等其他血管收缩物质的释放增加有关。

有些研究还发现，长期的饮酒还会造成心肌细胞损害，使心脏扩大而发展为心肌病。因此，要劝阻儿童和青少年，不要饮酒。已有高血压或其他心血管疾病的患者一定要戒酒。已有饮酒习惯的成年人，应限制饮酒量，每天白酒最好不超过50克，若节假日或亲友相会时，可适量饮些低度酒。

6. 喝茶好，但忌浓茶

茶叶含有鞣酸、茶碱、茶多酚，维生素C、维生素P、B族维生素，咖啡碱等，具有兴奋神经，增强心肌收缩力，增强血管韧性和弹性，利尿等作用，并且有助消化、抗癌、抗辐射等功效。研究表明，饮茶对高血压的防治是有利的。

但是，凡是患有严重动脉硬化、高血压的患者，一定不能喝浓茶。

我给很多患者都推荐过多款降压茶，效果都还不错。但每次我都特别叮嘱，茶要泡清淡一些，切不可浓。因为饮大量浓茶后，可加快心率，增加心脏负担。茶叶中的茶碱、咖啡因、可可碱等活性物质对中枢神经有明显的兴奋作用，能加快大脑皮质的兴奋过程，使脑血管收缩，这对已有脑动脉硬化和高血压的患者是一种潜在的危险，很可能促使脑血管病的意外发生。所以，凡是患有严重动脉硬化、高血压的患者，饮茶一定要慎重，至少在病情不稳定的时候，不要喝浓茶。此外，高血压患者如合并有胃溃疡、胃疼及贫血等病者也不宜饮茶。

7. 菠萝是高血压患者的大敌

菠萝不但具有特殊的香甜味，而且含有丰富的营养，但并非人人都宜食用。这是因为：菠萝里有糖苷类物质，吃后可能使口腔发痒。菠萝中还含有5-羟色胺和菠萝蛋白酶，前者会使血管收缩和血压升高，后者是一种蛋白质水解酶，部分人吃后15~60分钟可出现腹痛、恶心、呕吐、荨麻疹、头痛、头晕等症状，严重者还会造成呼吸困难甚至休克。

因此，医生认为，小儿、高血压者和严重过敏性体质者，不宜吃菠萝，更不可多吃。

8. 含咖啡因的饮料不能喝

高血压患者应远离咖啡因，尤其是在情绪紧张的时候，因为压力加咖啡因对高血压有相乘效果。高血压的危险群尤其应避免在工作压力大的时候喝含咖啡因的饮料。

根据美国高血压杂志发表的一篇报告，在情绪处于压力状况之下的时候，咖啡因会把血压推高到不利健康的程度。研究人员在报告中说，单是咖啡因就能使血压上升，咖啡因再加上情绪紧张，就会产生危险性的相乘效果。

研究数据显示，有家族高血压病史的人，也就是所谓的高危险群，在摄取咖啡因后，血压上升最多。

一般而言，单是咖啡因就能使血压上升5~15毫米汞柱，比如，原来血压是120/60毫米汞柱的人，在摄取咖啡因后，可能上升至

135 / 75毫米汞柱。血压超过140 / 90毫米汞柱时，对健康就有不利影响。

有些长年有喝咖啡习惯的人，以为他们对咖啡因的效果已经免疫，事实并非如此，一项研究显示，喝一杯咖啡之后，血压升高的时间可长达十二小时。

控制血压，运动不可少

运动第一步：掌握运动降压的规律

运动第二步：找到适合自己的运动降压方式

运动第三步：避开运动降压的危险误区

运动第一步：掌握运动降压的规律

每天半小时有氧运动，轻度血压不吃药

生命在于运动，我国古代哲人也有"流水不腐，户枢不蠹"的著名论断。生命的活力表现在"动"上面，通过运动可以使人身体健康，精力充沛，焕发生机活力。同时，运动可以增强人体的抵抗力，起到防病治病的作用。

高血压的人大多有头晕的症状，做做深呼吸，走走路，就会缓解很多。因为一运动，血就从头涌向了脚，头重脚轻的头晕的症状自然就缓解了。

高血压患者如果在"管住嘴"的前提下"迈开腿"，肯定会在一定程度上改善血压状况。从这个意义上，与其说体育锻炼是一种运动，还不如说是一种保健疗法。

研究发现，绝大多数高血压患者，尤其是高血压1级或2级患者，经过一个时期的体育锻炼后，他们的头晕、头痛、头胀、目眩、失眠、心悸等症状便会减轻，甚至能完全消失；同时血压也

会出现不同程度的下降。

医学专业人员曾观察了50例高血压患者参加散步、慢跑等运动对血压的影响，发现3~4个月后，85%患者血压恢复到正常，其中38例患者还完全停用各种中西降压药物，仅靠体育锻炼就可使血压稳定在正常范围。

适当的体育运动，不仅有助于降低血压，改善自觉症状，改变血液动力学，减少高血压并发症，减少降压药物用量，巩固治疗效果，而且可预防或减少原发性高血压的发生。

流行病学调查显示，坚持体育锻炼或坚持体力劳动的人与相同年龄组不坚持体育锻炼或很少参加体力劳动的人相比，原发性高血压的发病率，后者为前者的3倍。所以，体育锻炼对原发性高血压的防治是非常有益的，并被群众广泛接受。

高血压患者应以小量和中等量有氧运动及容易坚持为原则，像散步、慢跑、太极拳、气功、游泳、骑车、跳健身舞等，都是不错的运动选择。因为这样的运动可能在进行时导致血压轻微升高，但长期坚持后可通过作用于大脑皮质及皮质下的运动中枢，降低交感缩血管神经的兴奋性，使肌肉中的毛细血管扩张，还能通过改善情绪从而降低血压。

如果从广义上来说，体育锻炼还应包括意念、动静结合的静坐、导引、动功等锻炼方法在内。患者可以根据自己的病情、年龄、体力、爱好等情况进行选择。

运用体育锻炼防治原发性高血压，与普通的体育锻炼和一般的治疗方法是有所区别的。

原发性高血压体育疗法的特点有四：一是锻炼者是患有原发性高血压的患者，或患有各种慢性病及其他危险因素的高危人群；二是体育疗法的方法和手段有很强的针对性和特定的内容；三是运动的强度和要求有一定的限制，有一定的禁忌；四是体育疗法的实施由主动运动和被动运动两部分组成。

在选择体育锻炼的项目时，一般应遵循以下原则：

1. 选择合适的运动项目

高血压患者较为适合锻炼那些较为放松、节奏较慢、运动量较小、竞争不激烈，且不需要过分低头弯腰的体育项目，这样易于实行和坚持，安全性高，能收到较好的降压效果。

2. 严格掌握适应范围

严重的原发性高血压伴有明显的头晕、目眩的患者，暂时不宜参加体育锻炼；原发性高血压已发生心、脑、肾并发症，如已经合并有高血压心脏病、冠心病、不稳定型心绞痛、半年内发生过心肌梗死、严重心律失常的患者，应停止采用体育疗法。

3. 把握好运动量

运动量的指标是患者的自我感觉及运动时的心率。正常人的心率是60～100次/分钟。运动时的心率一般不得超过120次/分钟。用心率衡量运动量是否适宜的指标有适宜心率和最大心率两个。在进行长跑、长拳、足球、篮球等项目运动时，心率往往在140～150次/分钟以上，所以不适宜高血压患者。

运动准备有时比运动本身还重要

如果上车后发动引擎立刻把车开走的话并不好，同样，在开始运动时，如果没有做暖身运动就进行运动的话，会使血压急速上升，增加对心脏的负担，容易损伤肌肉和关节。所以，在进行运动之前，一定要先做些准备运动（暖身运动），放松身体才行。此外，运动后为了消除疲劳、使呼吸及脉搏跳动恢复正常，也要做些缓和运动。

即使是轻松运动，也要做准备运动和缓和运动。准备运动包括伸展跟腱和大腿肌肉、骨关节等伸展体操5～10分钟。当然，做韵律体操也无妨。

但是如果是走路的话，本身就是一种准备运动，也是一种缓和体操，所以就不必做事前和事后的运动。

1. 开始运动前宜先检查身体

患者在决定采用运动疗法之前，应首先向医生详细咨询身体情况，医生先要判断患者是否适用运动疗法，然后就像开药方一样，开出一张指导患者运动的"运动处方"。患者根据处方开始进行运动疗法。

运动疗法虽然是以治疗为目的，但它仍然是运动的一种，不管是外表看上去很健康的人，还是患有疾病的人，事前都要做细致的身体检查，以确定自己是否适于运动。因为在极少数情况下，也有因运动而死亡的例子。

日常生活中有一些人看上去很健康，但他们有时可能患有察觉不到的（隐性）心脏病，运动中可能会表现出症状。因此运动专家提倡在运动前要进行身体检查以及运动负荷试验。运动负荷试验通过上下台阶（马斯达法）、在传送带的活动走道上走步（固定脚踏车负荷试验）、骑自行车（测力计负荷试验）来绘制心电图、测量血压。

上下台阶的负荷试验要动用较多的设备，在台阶上，上下走3分钟，上下的次数根据年龄及体重决定，并绘制测试前后的心电图。运动负荷试验中，当心电图显示患者出现胸疼、呼吸困难、心律失常或有冠心病时，最好不要进行运动。运动中心脏病恶化，那就得不偿失了。血压过高的人不适用运动疗法。因为运动使血压升高，有导致脑出血的危险。运动疗法虽然能降血压，但事物都有两面性。因此，是否采用运动疗法，应听从医生的指示。

2. 准备活动不可省

准备活动对各种体育活动以至运动训练都是非常重要的。有很多人对此缺乏认识而忽视了这一必不可少的部分，结果是经常肌肉酸疼，关节韧带扭伤，甚至发生因为突然进入大强度运动而引起的头晕、恶心等症状。一般来说，准备活动的目的有两个：一是活动各关节与肌群，提高其温度，增加弹性以适应将要进行的运动。二是逐渐提高心率，让心血管系统做好大强度运动的准备，安全地进行有氧代谢锻炼。准备活动通常需要5~10分钟，可以先慢跑2~4分钟，再做一套全身柔韧性练习，也可以先进行柔韧性练习，再开始慢跑或其他活动。比较安全有效的柔韧性练习方式是坐在地上或躺在垫子上进行静力伸展活动，也就是保持某一部分肌肉韧带在被牵拉的状况下静30秒到1分钟。这比传统的反复"振"的动作要好。

3. 活动之后要放松

经过比较剧烈的20~30分钟耐力练习，突然停止或坐下、躺下都是十分有害的。因为肌肉突然停止运动会防碍血液回流到心脏，从而造成大脑缺血，锻炼者会觉得头晕，甚至失去知觉。正确的做法是放慢速度，继续跑、走或是骑车3~5分钟，同时做些上肢活动，让心率慢慢降下来。

高血压患者运动两注意：强度和时间

患者有疑惑

　　高血压患者运动要注意强度和时间，不然会出危险。我接待过一位40多岁的患者，是被家属用轮椅推到医院的。我看他面色苍白，还不停呕吐。据家属介绍有高血压病史，一测血压190/120毫米汞柱。经过详细询问，原来患者不想用药，而通过饮食控制、运动等方式降低血压，但又没有掌握科学运动降压的方法，导致运动量过大，摔倒在自己的跑步机上。

专家来解疑

　　高血压患者的运动不主张大强度、大运动量，如仰卧起坐、举重、快跑等这类肢体负荷太重的运动。这是因为人体在进行剧烈运动时可导致交感神经兴奋，血压大幅度升高及心率增快。而且，剧烈运动时大量出汗可导致血黏度增高，引起脑卒中及心绞痛发作，危及患者健康甚至生命。

　　高血压患者运动的强度和时间有一个标准，这个标准称为

"微笑轻松运动"。在运动中呼吸规则平稳，不会喘个不停，心脏不会剧烈跳动，能够轻松持续的运动。并且可以和旁边的人一边聊天，一边谈笑地进行运动。

吃力的运动，可能会使您咬牙切齿，皱纹挤在眉间，呵呵不断地喘气进行。在运动中血压大幅上升，有时会引起心肌梗死等并发症。所以这类运动并不适合当成高血压患者运动疗法。

轻松运动，以数值来看，就是以没有办法再继续努力下去的运动（跑跳等）约一半量的运动强度。以专业术语而言，也许大家听不惯这个字眼，但其实就是最大氧摄取量的50%的强度。

所谓最大氧摄取量，就是在1分钟内体内所吸收的氧的最大量。这数字愈大，表示愈能够轻松的吸收氧，因此运动能力也就愈高，愈有体力。

例如，我们在电视上会看到一些马拉松选手，背着袋子，戴着口罩，在跑步机上奔跑。这是为了测量没有办法再继续努力运动时身体所吸收的氧量，也就是最大氧摄取量的运动（最大运动能力）。而"微笑轻松运动"则为其50%，也就是约一半强度的运动。在运动的后半期只会轻微出汗而已！

微笑运动还有一个判断标准，即适宜心率运动。

运动时的适宜心率可用以下公式来计算：

适宜心率=170-年龄

例如，一位60岁的原发性高血压患者，其在运动时的适宜心率为110次／min，最多不宜再超过这一心率20次／min以上，即每分钟不得超过130次，否则可判为运动量过大。

最大心率=（最高心率－静息时心率）×40%+静息时心率

上式中的"最高心率"是按年龄预计的最高值，其标准是：30～39岁为182次／min；40～49岁为178次／min；50～59岁为167次／min；60～69岁为164次／min。

例如，一位年龄为55岁的原发性高血压患者，其静息时心率为87次／min，按上述公式计算，其运动的最大心率是：（167－87）×40%+87=119（次／min）。

当然，运动强度应因人而异，体力不同，轻松的程度也各有不同。体力比较差的人，与体力较好的人相比，"微笑轻松运动"强度当然更低。

"微笑轻松运动"具有以下的特征：

（1）不是剧烈运动，所以肉体、精神两方面都不会太疲倦。

（2）运动中，血压只会稍微上升一点，所以即使是高血压（轻、中等症状）的人，也都能安心进行。

（3）不会使疲劳物质"乳酸"蓄积在肌肉内，因此不会感到疲劳，能够长时期持续运动。

（4）不容易引起心脏缺氧的问题，所以安全性较高。

（5）不用担心脚的肌肉或关节受损。

（6）能够适当的祛除身体的脂肪。

运动时间至少一天保证30分钟，1小时是最理想的。不必每天进行，1周进行3～4次，一周的运动时间总计180分钟以上就可以了。

例如，一天30分钟，一周进行6天，或者是一天1小时，一周进行3次也无妨。但是，不需要一天进行2小时、3小时，太过勉强也不好。与其一次将整个礼拜的运动量做完，还不如分几天来进行更有效果。

有时太过忙碌，没有办法抽出运动时间。这时只要把一天的运动量分成二三天来做也可以。

在日常生活中，不妨多花点工夫，制造运动的机会。例如，可以在上班时提前一站下车，走路到公司；尽量不要搭乘电梯，多爬爬楼梯；中午休息的时间，尽可能到公司附近散散步；对于家庭主妇，不妨稍微绕点路购物等。

另外，也有人说，我光是工作或家事，一天就已经充分活动30分钟或1个小时了。但是，这种活动一般而言并不能纳入运动疗法的计算中。在公司或家里面活动的人，也应该另外确保运动疗法的时间才对。

运动第二步：找到适合自己的运动降压方式

国内外医学专家力推的极简降压运动

1. 最简洁实用的散步降压法

散步有益健康。俗话说："饭后百步走，活到九十九"；"饭后三百步，不用上药铺"；"每天遛个早，保健又防老。"唐代医家孙思邈也精辟地指出："食毕当行步，令人能饮食、灭百病。"可见散步是一项防病治病、保健长寿的有效方法。散步对原发性高血压及有心、肾、脑并发症的患者非常适宜。特别是身体状况欠佳、体力虚弱，不宜参加急跑、长跑等剧烈运动的人，更不失为一帖"灵丹妙方"。

坚持散步可以收到既锻炼身体，又使血压下降的目的。以每分钟40～60米的速度散步1小时所消耗的热量，相当于跑步20分钟，游泳20～30分钟，打网球15～30分钟，跳绳15分钟（以每分钟跳60～70次计算）。走路锻炼身体的作用，完全可以和剧烈运动相媲美。所以患有高血压、冠心病的患者在工作之余，最佳的健身方法就是散步。

在空气清新的户外进行轻松而有节奏的散步，能使处于紧张状态的脑细胞得以放松，并能促进血液循环，缓解血管痉挛，促使血压下降，并可减肥、降血脂，减少或延缓动脉粥样硬化的发生；散步可消除疲劳，促使心情舒畅，缓和神经、肌肉和血管的紧张，是一剂良好的镇静药，能直接或间接地起到降低血压作用。

高血压患者散步要慢速或中速

谁都明白，散步就是慢走。但这走路可不简单，其中还有大"学问"。散步根据其行走的速度，可分为慢速、中速、快速3种。①慢速：每分钟60～70步；②中速：每分钟80～90步；③快速：每分钟90步以上，每小时步行4～6千米。

原发性高血压患者一般可采用慢速或中速的散步运动，特别是对于合并心、脑、肾病变的原发性高血压患者，选择快速散步应慎重。

散步时要保持身体自然正直，抬头挺胸，两眼平视，呼吸自如，随着步子的节奏，两臂自然而有规律地摆动。要全身放松，缓步而行，宜以个人体力确定速度快慢和时间的长短，顺其自然，不宜强求，以身体发热、微出汗为宜。

散步何时何地均可进行，但饭后散步最好在进餐30分钟以后；散步时衣服要宽松舒适，鞋要轻便，以软底鞋为好，不宜穿高跟鞋、皮鞋。散步的场地以空气清新的平地为宜，可选择公园之中、林荫道上或乡间小路，也可根据个人情况选择山地等。每天1～2次，每次10～30分钟，身体状况好的可以延长到每次1小时。

散步具体方法有以下几种。

（1）普通散步：用慢速（每分钟60～70步）和中速（每分钟80～90步），每次半小时到1小时，用于血压较高者。

（2）快步行走：每小时步行5 000～7 000米，每次半小时左右，身体好的可延至每次1小时。本法可用于血压中度增高和肥胖患者。可分阶段循序渐进地进行。

（3）定量步行：又称"医疗步行"，是指在坡地上和平地上散步。例如，在3°斜坡上行走2 000米，或在3°～5°的斜坡上散步15分钟。这类定量步行适用于原发性高血压合并慢性冠心病和肥胖患者。

（4）摩腹散步：即一边散步，一边按摩腹部。这是我国的传统保健法，用于原发性高血压合并有消化不良、胃肠道疾病者。

（5）摆臂散步：步行时两臂用力向前后摆动，可增进肩部和胸廓的活动，适用于原发性高血压合并有呼吸系统慢性病的患者。

雾霾天可以在家里踩脚踏车

现在雾霾天越来越多了，如果碰上雾霾天不想出去散步，可以在家里踩健身脚踏车，效果和散步差不多。而且运动负荷能够自在地调节，在训练中，脉搏跳动次数也会通过仪器自动地记录下来。另外，最重要的，即可以维持适合自己体力的运动速度。此外，因为是坐着进行，所以会减少对腰和膝的负担，不用担心受伤的问题。

锻炼时可以一边聊天，一边看电视或录像带、听音乐、看书，或者是练习英语会话，也可以一边做自己喜欢的事情。这种"边做运动，边做其他事情"能够有效地利用时间，轻松愉快，让降压过程不枯燥。

2. 风靡世界的慢跑降压法

20世纪60年代末期，在西方国家中盛行一种慢跑的运动，至今已历时40年而不衰。据调查，美国每4人中就有1人坚持每天慢跑5 000米。

慢跑又称健身跑，是人们最常用的防病健身手段之一。慢跑时的供氧比静止时多8～10倍，能使心脏和血管得到良性刺激，可有效地增强心肺的功能和耐力。通过适当的慢跑，可增强腿力，对全身肌肉，尤其对下肢的关节、肌肉有明显的锻炼效果，它能减轻体重，降低血脂，有助于降低血压。同时，慢跑可提高机体代谢功能，调节大脑皮质功能，使人精神愉快，促进胃肠蠕动，增强消化功能，改变或消除原发性高血压患者的头晕、头痛、失眠等症状。

慢跑是一项最简单易行的体育锻炼项目，只要坚持循序渐进的锻炼，对慢性病尤其是对高血压、冠心病是有益处的。慢跑可以减肥,能增强心肺功能,降低血脂,促进血液循环,扩张血管,降低血压,减少原发性高血压合并心、脑、肾病变的发病率。因此,原发性高血压患者适宜从事慢跑运动。

慢跑的准备

为保证在跑步运动中机体各器官功能协调,起跑前应先做一些准备活动,如做徒手体操、打太极拳等,也可先走一段再逐渐过渡到慢跑。一般心脏在慢跑开始2~4分钟后才能逐渐适应。如不事先做好准备活动,心脏从安静状态下突然紧张,会造成供血不足,出现胸闷等不适;同时,肌肉关节、韧带也易发生扭伤。

慢跑的姿势

正确的慢跑姿势应是两手微握拳,上臂和前臂弯曲成90°左右,两臂自然前后摆动,上体略向前倾,尽量放松全身肌肉。两脚落地要轻,宜前脚掌先着地,这样做一方面可以得到脚弓的缓冲,防止身体受到震动,以免出现头晕、腹痛和脚跟疼痛;另一方面用前脚掌向后蹬地时产生的向上向前的反作用力,能加快跑步的速度。如果是泥土地或跑道,也可用全脚掌落地,这样不易疲劳。

慢跑应选择空气新鲜、道路平坦的场所进行,不要在饭后立即跑步,也不宜在跑步后立即进食。慢跑中若出现呼吸困难、心悸、胸痛、腹痛等症状,应立即减速或停止跑步,必要时可到医院检查诊治。

呼吸的配合

跑步时，最好用鼻呼吸，避免用口呼吸，防止空气直接刺激咽峡、气管，而引起咳嗽和恶心、呕吐。如果只用鼻呼吸不能满足需要时，也可用口鼻联合呼吸，即用鼻吸气，用半张口呼气。可用舌尖顶着上腭，微张口吸气，以使吸入的空气首先碰到舌的底面，在口腔中回旋后再进入气管，以减轻冷空气对气管的刺激。此外，还要注意呼吸频率要与步伐协调。一般是两步一吸，两步一呼，也可以三步一吸，三步一呼。

慢跑一注意：结束要缓

慢跑即将结束时，要逐渐减慢速度，使生理活动慢慢和缓下来，不可突然停止，因为经过较长时间的慢跑之后，人体内的血液循环加快，如果马上静止不动，四肢的血液不能很快循环到脑和心脏，结果心脏和大脑就会出现暂时性缺氧，引起头晕、恶心或呕吐。因此，慢跑后一定要做好整理活动。

慢跑二注意：及时擦汗

跑步后如出汗较多，应及时擦汗，穿好衣服，休息20～30分钟后再进行洗浴。

慢跑三注意：严重高血压患者最好用散步替代慢跑

有严重高血压，经药物治疗血压仍在180 / 130毫米汞柱以上者；或原发性高血压患者已发生心、脑、肾严重并发症者，一般不提倡慢跑锻炼。

3. 让人意想不到的爬楼梯降压法

随着城市建设的发展，楼群不断地增加，爬楼已成为很多人日常生活中的必须活动。其实爬楼本身就是一种运动，而且对身体大有益处。

爬楼这种活动本身就是一种很好的锻炼身体的方法，爬楼梯锻炼的作用类似登山。据测定，在相同的时间内，爬楼梯与参加其他活动比较，所消耗的热量比散步多4倍，比打乒乓球多2倍。爬楼梯不仅可以增强下肢肌肉和韧带的力量，保持下肢关节有灵活性，而且能促进人体能量代谢，增强心肺功能。同时，对提高血液中高密度脂蛋白的含量，防治高血压有极大的帮助。

老年高血压患者爬楼梯要适度

老年人做此运动一定要适度，对于已患有高血压的人，一定要有亲属陪伴。

一般以一个楼梯组为12个台阶，每个台阶20厘米计算，老年人作为健身锻炼，可用1分钟登4个楼梯组的速度进行。这种速度均匀，节奏明显的运动，既可达到健身的目的，又不会使内脏产生很大的反应，最适合老年人采用。

以这种速度登12个楼梯组，上楼用3分钟，下楼用2分钟，休息一段时间，再重复登。开始可重复1次，逐渐增加到2～3次。一般老人经过一段时间锻炼后，可增加到5次，并稳定在重复5次的水平上。个别身体好的老人还可以适当增加重复的次数，但是运动前后要加强运动量的，自我监督。

在开始一两个月的爬楼梯锻炼中，可在每次锻炼的中途根据体力状况适当休息一会儿。例如，每4个楼梯组中间休息半分钟，大约连续锻炼两个月后，中途不再休息。每次锻炼时间可控制在半小时左右。在登楼梯的过程中可以配合呼吸，若形成有节奏的呼吸，其锻炼效果更佳。

另外，老年人爬楼梯锻炼还应该注意以下几点：

不要影响邻居行走

老年人进行爬楼梯锻炼，最好在清晨邻居大部分尚未起床时。这时楼道中行人极少，也不会对锻炼产生干扰。

不要摸黑锻炼

有些楼道采光不好，锻炼时可打开楼道的电灯，增加照明度，以便看清梯级。

不宜穿拖鞋

进行爬楼梯锻炼时，以轻装、空手为好，不宜穿拖鞋，一方面拖沓声惊扰别人，另一方面容易松脱或摔跤。

上下楼时应集中注意力

扭伤多发生在下楼时，因此，下楼时不要过急，要注意步步踩实。

4. 高血压1级患者适当游泳降压好

游泳是一项极好的运动项目。实验证明，它可以有效地缓解大脑的紧张程度，并能降低血管平滑肌的敏感性，有预防和治疗高血压的作用。故适当游泳，对防治高血压有益。

那么，是不是高血压患者都适合游泳锻炼呢?

一般来说，原发性高血压1级的患者，症状并不严重，若以前又是游泳爱好者则可以游泳。即使不会游泳的人，也可以适当学习游泳，以利疾病的治疗和康复，但由于游泳的运动量较大，故每次游泳的时间不宜过长。

有心、脑血管并发症者（如原发性高血压1、2级）或即使是早期高血压患者，但症状比较明显时，最好不要游泳，以免发生脑卒中等危险。

此外，继发性高血压（或称症状性高血压），如由多囊肾、嗜铬细胞瘤、肾炎等疾病所引起的高血压，在原发病未治愈之前亦不宜游泳。

5. 水中步行降压有奇效

游泳是一种全身运动，非常适合运动疗法。

但是，如果游得不好，或游泳中必须屏住呼吸，或没有办法保持轻松的速度，则会成为强度过大的运动。

在这一点上，水中步行就显现优势了，因为即使不会游泳的人，也能轻易办到。由于水具有浮力，因此比起在陆地上走路而言，对于足腰的压力较少，对于特别肥胖的人，腰痛的人或是膝容易受损的人最适合。

那么，水中漫步的降压效果怎么样呢？

某家公司的董事长，长期患有高血压。即使服用降压药，高压仍然在150毫米汞柱（20.0千帕）左右，而低压在100毫米汞柱（13.3千帕）左右，无法降得更低。

若再投入更多的药物的话，则又会担心不良反应的问题，因此，我建议他采用运动疗法。这位患者自己家里有游泳池，我给他提供了一个锻炼方案，每天在游泳池里走半小时，每天两次。这位患者坚持了半年多，血压竟然降至120/80毫米汞柱，已恢复为正常血压。

水中漫步，为什么能有如此显著的降压效果呢？据研究，原来在水中漫步会刺激心钠素的分泌。也就是说，因为在心脏入口的"心房"处分泌的心钠素，发挥了强力降压作用所致。一旦运动时，由于肌肉收缩，静脉血回到心房。心房血液增加时，就会分泌心钠素。

心钠素具有扩张血管的作用，也同时能够促进利尿作用，能够使原本太多的血浆量减少。也就是会将"血液太多了，要减少一些"的信号，从心脏送达整个身体。在水中步行时，这种心钠素分泌会大量地增加。血管扩张作用和利尿作用，也是降压药的两大效果，而心钠素具有这两大降压作用，结果血压便下降了。

6. 气功与垂钓，动中有静降血压

近年来，全国各地在广泛采用中西医结合治疗高血压的同时，发现气功可降低血压，有疗效稳定、减少用药、改善症状、减少并发症及改善预后的作用。

为了观察气功治疗高血压的效果，研究人员将原发性高血压117例随机分成三组治疗：气功组39例，慢跑组42例，药物组36例。经一年观察，三组均有降压疗效，总有效率分别为89.74%，92.86%和 86.11%。气功组及慢跑组同时有减轻体重、降低总胆固醇和三酰甘油的作用，其下降率分别为3.89%、4.63%；15.03%和11.79%；14.59%、13.3%。观察结果表明，气功组降压效果明显，血压稳定，不良反应少。

气功为什么能降低血压呢？多数学者认为，主要是通过自我锻炼，来"疏通经络"、"调和气血"以及增强精、气、神等作用，使正气充沛，保持身体健康，达到防病治病强身的目的。气功对大脑皮质功能活动有良好的调整作用，可以缓解外界不良刺激引起的异常升高血压反应。同时，还可降低交感神经的兴奋性，调整自主神经功能，并有改善心血管系统功能状态的作用，使心脏排血量增加，功能增强。实践证明，气功是治疗轻、中度高血压的有效方法，亦可作为重症高血压的辅助治疗。

下面介绍一种简单的降压功法：

一般取坐位，两脚并拢，重心稍前移，放松静立。体弱者可

取卧位，坐时勿靠椅背，腰部伸直，大腿水平，小腿垂直，两足平踏地面。两种姿势均要把下颏回收，颈项挺直，头勿后仰。准备就绪后，两眼轻轻闭合，暗示自己血压正下降至正常。然后将两手置于小腹前，掌心相对，十指伸张，指尖似接非接，像捧着一个小气球，而后徐徐上升，掌心渐渐对向身体，举过头顶，两手距头顶 20~30 厘米，掌心对准头顶，意念两掌心发气贯入头顶，深入体内，两手停留三个深呼吸，然后经身前下降至小腹，意念也随两手从身前下降至小腹。而后再次捧球、贯气。下降时两手由身体两侧下降，意念随之由体侧下降。而后再次捧球、贯气，下降时由体侧下降，但意念由身后下降。意念下降时切勿沿体表而行，应从身体内部下降，这是最关键的。这样贯三次为一组，可反复做多组，随时随地皆可练习，多多益善。收功时把两手敷于肚脐上静养片刻即可。此功法是气功中的"三线放松法"（体前、体侧、体后三线），可使全身放松。卧床患者也可依法练习。

高血压患者进行气功治疗时应注意事项：

练功前的准备

必须在练功前30分钟停止工作、学习，安静片刻，稳定情绪。如果情绪无法稳定或在练功前情绪过分激动者，不宜进行练功，待情绪稳定后的1~2小时再行练功，以免发生意外。排空大小便，放松衣裤，同时须注意保暖。饱食后或饥饿时不宜练功。

练功的要点

练功时全身肌肉、关节及情绪要放松，同时思想集中，摒弃杂念，将意念与放松及呼吸结合起来，逐渐自然入静，气沉丹田，意守丹田，有意识地开始腹式呼吸，此时就会感到头脑清醒，胸部舒畅。放松，入静，呼吸和意守丹田要循序渐进，不可操之过急。

练功效果的评定

有效的气功治疗后，患者会先觉自己的头脑清爽，胸部舒畅，疲劳消失，症状减轻，同时食欲增加，大便通畅。

练功中或练功后的不适反应

有些患者在练功时或练功后出现颈、腰、肩或四肢的酸胀强硬感，这是练功时姿势不自然所造成的。在调整姿势后这些现象就会消失。有些患者在练功时或练功后会出现胸闷、心慌、气促，不能入静，这主要是由于没有认真做好练功前准备，操之过急，可休息片刻待心平气和后再行练功，有些患者在练功时会出现头晕、头胀、烦躁不安等现象，这主要发生在初学者急于求成或在不得要领时，在慢慢领会练功要诀，坚持练功一段时间后就会逐渐消失。

7. 垂钓

河湖垂钓，绿水清风，环境宁静，使人心旷神怡。鱼欲上钩之时，垂钓者全神贯注，心无杂念，意在鱼钩，与气功入静有异曲同工之妙。鱼上钩之后，垂钓者神情欢快，颇具忘忧解愁之功。垂钓能给人带来欣快之感，产生良好的心情，这对高血压有一定的辅助治疗的作用。

工作族在电脑前就能做的降压动作

1. 工作间隙轻松做的4个降压小动作

上班的时候怎么降压？这里给大家推荐几个非常实用的小动作，可以在工作间隙做一做，既保证了劳逸结合，又可防治原发性高血压，减轻原发性高血压患者头晕头痛、心烦失眠等症状。

擦颈

预备姿势：自然站立，两脚分开与肩等宽，两臂自然下垂于体侧。

做法：两臂屈肘，上移于肩部，首先用两手掌轻轻拍打颈部1分钟，再两手掌贴后颈部，两手形成"八"字形，并沿"八"字的延长线来回擦颈，共擦100个来回。

甩臂

预备姿势：自然站立，全身放松，两脚分开与肩等宽，两手自然下垂于体侧，掌心向内。

做法：两膝微屈，身体重心下移，两臂伸直前后用力来摆动，前摆时两臂和身体纵轴的夹角不超过60°，后摆时超过30°，一般每次摆动200~500次，以身体发热、温暖、出汗为佳。

摆腿

预备姿势：面墙而立，两手扶墙。

做法：以髋关节为轴，左腿前后摆动150次（前后摆动度至45°），右腿前后摆动150次。

踏步

预备姿势：自然站立，身体放松。

做法：原地匀速踏步，两臂的摆动与两脚的起落协调一致，呼吸平稳，每次5~10分钟。

2. 坐着就能做的穴位降压操

对太阳、百会、风池等穴位加以按摩，可以调整微血管的舒缩作用，解除小动脉痉挛，从而疏通气血、调和阴阳，对原发性高血压的预防和治疗有明显作用。

预备动作

坐在椅子或沙发上，姿势自然端正，正视前方。两臂自然下垂，双手手掌放在大腿上，膝关节呈90°角，两足分开与肩同宽，全身肌肉放松，呼吸均匀。

摩头清脑

两手五指自然分开，用小鱼际从前额向耳后按摩，从前至后弧线行走一次为一拍，约做32拍。此法可疏经通络、平肝息风、降血压、清脑。

按揉太阳穴

顺时针旋转一周为一拍，约做32拍。此法可疏风解表、清脑明目、止头痛。

按摩百会穴

百会穴位于头顶正中央。用手掌紧贴百会穴旋转，一周为一拍，共做32拍。此法可降血压、宁神清脑。

按揉风池穴

用双手拇指按揉双侧风池穴，顺时针旋转，一周为一拍，共做32拍。

擦颈

用左手掌大鱼际擦抹右颈部胸锁乳突肌，再换右手擦左颈，一次为一拍，共做32拍。此法可解除胸锁乳突肌痉挛，并降血压。

揉曲池穴

按揉肘关节处曲池穴，先用右手再换左手，旋转一周为一拍，共做32拍。此法可清热、降血压。

揉内关宽胸

用大拇指按揉内关穴，先揉左手后揉右手，顺时针方向按揉一周为一拍，共32拍。功效为舒心宽胸。

引血下行

分别用左右手拇指按揉左右小腿的足三里穴，旋一周为一拍，共做32拍。此法可健脾和胃、引血下行。

扩胸调气

两手放松下垂，然后握空拳，屈肘抬至肩高，向后扩胸，最后放松还原。

这十节降压操做一遍大约需5分钟，简单易学。可以全部都做，也可以从中选几个动作单独做。

按摩时穴位要准确，以局部酸胀、皮肤微红为度。

3. 让放松降压成为你的工作体操

放松降压操是一种简单易学，治疗原发性高血压行之有效的方法。它通过姿势、意识和呼吸的锻炼达到降压的效果，非常适合工作族中患有高血压的人群。

每次锻炼时间为5~10分钟，工作期间就可以做。一般采用坐式，如果办公室有躺椅的话也可以躺着。坚持锻炼1~2个月后，疗效可逐渐显现。

平坐椅子上，两腿分开，与肩同宽，膝部弯曲约呈直角。两手平放大腿上，肘部自然弯曲，头身端正，不俯不仰，含胸拔背，口微闭，力求轻松舒适。

呼吸应平稳，3~5分钟后使心神宁静，姿势端正后，先吸一口气，再轻轻地呼出，但不可过度呼出。呼吸应与全身放松同步进行。顺序为头→肩→手臂→胸→腹→大腿→两脚，由上而下逐步放松。

一般在吸气时想到某一部位，呼气时默念"松——"，反复几遍。在身体安静、全身放松后，在呼吸的同时，想象气下沉到小腹部，使松软的小腹随着呼吸而起伏。这种呼吸方式和气功中的气沉丹田很相似。

在家里随时随地都能做的降压操

1. 一学就会的降压体操

目前，各地取名为"降压体操"的高血压体育锻炼保健方法较多，练法的繁简不一，各有特色。它们都是运用现代体育疗法的原理，在吸取"易筋经""八段锦"等传统保健法的基础上而创编的，这里为大家推荐一套简便易行的降压体操。

起落呼吸运动

站立，两足分开与肩同宽，两臂由体前徐徐上举至肩平，配合吸气；还原成预备姿势，配合呼气。重复6~8次。

左右划圈运动

站立，两臂屈肘于体侧，掌心向上，右手向前伸出，掌心转向下，再向外作平面划圈，同时右腿成弓步，还原。再左手划圈。左右交替，各6~8次。

半蹲起立运动

两腿半蹲，两臂向前平举，稍停片刻后再起立。反复进行6~8次。

贯气呼吸运动

站立，两臂由体侧上举至头上，然后两手下落至头顶百会穴，配合吸气；两手沿头及身体前面徐徐落下，同时配合呼气，并用意念将内气由上向下贯至脚底涌泉穴。做8～10次。

原地踏步运动

两手叉腰，在原地踏步，脚尽量高，踏100步后休息片刻，再踏100步。

展臂提腿放松运动

站立，两臂平举，同时左腿屈曲提起，然后两臂与左腿同时下落放松；再展臂提右腿。左右交替各6～8次。

两臂平展运动

站立，两脚分开与肩同宽，两臂侧平举，掌心向上，开始活动时，腰部略向左侧倾斜，左臂随之缓缓向下，同时右臂慢慢上升，两臂仍保持呈一直线，待右手升至与头同高时，逐渐复原成两臂侧平举状态；然后反方向做。如此为1次完整动作，可连续做20次。

2. 特别适合老年人的太极拳运动降压

太极拳是一种古老的锻炼方法，为我国所特有的传统武术健身项目，近年来已在国际上广泛传播，深受世界各国人民的喜爱。太极拳动作柔缓，呼吸自然，全身放松，且不受时间、场地的限制，特别受中老年患者的青睐。

据专业研究，高血压患者在打一套太极拳后，收缩压可下降
10～20毫米汞柱（1.33～2.66千帕），舒张压下降10～15毫米汞柱
（1.33～2.0千帕）。上海同济大学体育教研室和卫生科曾组织61
名高血压患者进行太极拳锻炼，并取得了较好效果，总有效率
达82%。

一般认为，运动锻炼必须达到一定的运动量，即达到耗氧量
的70%～89%时才会有效。据初步实验观察，结果发现简化太极
拳锻炼的生理强度最大耗氧量是40%，而全套太极拳锻炼的生理
强度最大耗氧量亦仅有50%，但临床上都能产生一定效果，如血
压下降，症状缓解，心功能改善，高密度脂蛋白水平升高。说明
太极拳是一种独特的、负荷强度不大而又安全有效的保健锻炼方
法。适宜于中老年和高血压等心血管病患者。

打太极拳时，肌肉放松，血液循环加快，有助于"反应性"
地引起全身血管的舒张，从而减轻心脏负担，使血压下降。

打太极拳用意念引导动作，思想集中，动中有静，使大脑皮
质相应的区域处于兴奋状态，而其他部分则暂时处于抑制状态，
这有助于消除心神恍惚和对刺激反应过敏的症状。同时，太极拳
包含有许多平衡和协调性的练习，可改善高血压患者的协调性和
平衡性。

打太极拳以腰为轴，螺旋式运动，连绵不断，可使毛细血管
的血流量增加，使毛细血管的管径扩大，减小了阻力，从而使血

压下降。

太极拳锻炼一般要求形正体松、舒展自然、匀缓圆活、连贯协调、全神贯注、用意轻运、吐纳适度、轻灵活泼、应将"意""气""形"三者合一、并贯串于整个锻炼过程中。但高血压者在练太极拳时，还必须特别注意以下几点，才能收到更好的效果。

要用意而不用力

打拳时注意力一定要高度集中，排除一切杂念，用意而不用力地以意识引导动作。也就是在做每一个动作之前，要先想该动作如何做，同时又边做边想下一个动作。这样"先想后做，边做边想"就能将意识与动作有机地结合起来。在打拳中，还应全身高度放松，以使周身经络气血畅通无阻。

密切配合呼吸

太极拳的流派繁多，采用的呼吸方法各异，但就呼吸的生理学基础来看，一般都主张采用腹式呼吸，亦即利用膈肌的升降运动为主来带动呼吸。腹式呼吸要顺其自然，不要憋气，在配合具体动作时，应遵循"降呼升吸""进呼退吸""实呼虚吸"等原则，逐步做到深、长、细、匀、稳、缓、静等7种要求。有些拳师强调呼吸时要提肛，即收缩肛门括约肌，但因提肛须结合闭气，故高血压患者不宜采用此法。总之，呼吸一定要合乎自然，并紧密地结合动作进行，以达到圆活、协调、连贯的境界。

动作自然舒展

练拳过程中要尽量使上肢、下肢、躯体各部位协调运转。要含胸拔背，还要以腰为轴。含胸指胸部略微内收而不挺直；拔背指脊背伸展。能含胸自然拔背，两者互为因果。以腰为中轴，整套太极拳动作才能连绵不断，轻柔自然，手随足运，足随手运，一气呵成，做到意到、眼到、身到、手到、步到。一个动作的结束，恰好是下一个动作的开始，好似"行云流水"，连绵不断。

3. 灵活多变的健身球运动降压

健身球运动是中国的传统健身术，所用多为铁球、玉球，也有玻璃球和石球者。健身球早在清代就开始传到东南亚，受到当地华侨和外国朋友的喜爱。

近年来实践证明，健身球运动对高血压有明显的降压作用，是一种简便易行的保健康复疗法。有研究证实，高血压患者每天练习健身球30～60分钟，3个月后，收缩压平均下降20.4毫米汞柱，舒张压平均下降9.8毫米汞柱，自觉症状也有明显改善。其中，有2/3患者自锻炼健身球后完全停服降压药物，其余患者服药量也有不同程度减少。

从中医理论分析，经常用手旋转健身球，通过健身球对手少阴心经的少府穴和手厥阴心包经的劳宫穴的刺激，可起疏通经络的作用，进而调节神经功能，解除精神紧张，消除身心疲劳，故有利于血压下降。另外，空心健身球在旋转时可发出高低音相间的悦耳的"叮咚"声，对大脑是一种良好的刺激，也有利于解除大脑紧张，促使血压下降。

健身球主要用手掌旋转，所以又称"掌旋球"。近年来，锻炼健身球的花样不断翻新，球艺也不断提高。常用的方法有如下几种：

旋转法

旋转法又可分为摩擦旋转法和离心旋转法两种。

摩擦旋转法球体与球体紧贴，相互旋转。可分为正旋转和反旋转两种，右手顺时针方向，左手逆时针方向的旋转称为正旋转；右手逆时针方向，左手顺时针方向的旋转称为反旋转。摩擦旋转主要依靠5个指头的发力、屈伸和收展来完成。熟练后，手掌平伸，仅运用5指的抖动，便能使球摩擦旋转。要求互绕盘旋时球体之间不能有空隙，不能发出碰撞的杂音，只允许出现轻微的摩擦声，球不能从手中滑落。初练摩擦旋转者可先掌握单手双球摩擦正旋转和反旋转，左右手交换练习，打好基础后可逐步练习单手3球平行摩擦旋转、双手4球摩擦旋转、单手4球摩擦旋转等技艺。

离心旋转法即两个球体于旋转时分离，在手掌边旋转的方法，比前法难度较大一些。离心旋转法也分为正旋转和反旋转两种。掌握好单手双球离心旋转后再学习双手4球离心旋转。

跳转法

跳转法也分为两种，分别是里外跳转法和横向跳转法。

里外跳转法：即双球在手掌的"槽形"中上下翻动、互相跳跃的方法，分为外向里跳转或里向外跳转。外向里跳转时用中指、无名指发力由外向里拨球。经中指尖从另一球上方跳跃而过，里侧的球顺势便挤向外侧，这样便完成一次跳转动作；里向外跳转时，用大拇指和手掌发力，使掌心里侧的球从另一球上方向外跳越落入掌心。

横向跳转法：即双球在手指根部横向的互相跳跃、上下转动的方法。拇指用力把一球挤向另一球，使另一球上升到该球上面，垂直后再用中指、示指（食指）把它向示指根部拨下，使二球横向互换位置，也可向相反方向跳转。

带音节旋转法

即在双球旋转中有节奏地发出带上音节的相互碰撞声，可增添锻炼时的乐趣。本法需在掌握离心旋转的基础上学练。先练习转圈，找出一个碰撞响声，继而再找二声、三声的碰撞点，反复练习，便能得心应手。

多球带转法

有"四球转三带一""五球转四带一"等方法。即3个或4个大球托在掌心，上面再放1个小一号的健身球，该球依靠下面3个球或4个球平行旋转力量的带动而出现自转，如同"大轮带小轮"一般。此法难度较大，且要一定的基本功和较大的指力、腕力和臂力。

各种技艺娴熟后，锻炼的方法可以自由取舍，随心所欲，不拘一格。不少健身球高手左右两手玩球的个数可以不同，双手锻炼的方法常常各异，双手的锻炼方法往往变幻莫测，出神入化。

健身球用于降压锻炼要注意以下要点：

选择合适的健身球。应根据自己手掌大小、手力强弱来选择适合的球。高血压患者以空心健身球为首选，不宜选用自制实心铁球及石球，这两种球一般过重过凉，不利于肢体远端小动脉痉挛的缓解、血管的扩张和血压下降。初练者一般先从小号球（直径45毫米、每副重约400克）或袖珍球（直径40毫米、重约250克）开始锻炼，等指力、臂力提高后，再改用大一号的健身球。

运动量应循序渐进。可根据自己的体力和是否经常参加运动来决定。旋转速度可随着熟练程度而自行增快，但不宜过快，一般可保持在每分钟60~80次左右。

全身放松，精神愉快。锻炼时，手指握球松紧要与手指的伸展、屈曲动作相配合。即当两只健身球在手中旋转到横向排列时，手指屈曲用力握球；旋转到纵向排列时，手指逐渐伸展放松，这样一紧一松的旋转有利于血管扩张、血压下降。

左右交替，协调运动。锻炼时，左右手应频繁地交替活动，使左右手的活动能力协调发展，使整个锻炼过程轻松自然，松紧相兼。

坚持锻炼，持之以恒。运用健身球防治高血压，锻炼必须有恒心和耐心，坚持不懈，持之以恒，日久才能收效。

运动第三步：避开运动降压的危险误区

冬泳一次也不能做

冬泳是在强冷环境下的一种体育活动，身体在冷水的强冷刺激下，全身皮肤的血管发生急剧收缩，强迫表皮血管中血液回流内脏及深部组织，因而会引起血压的暂时升高。

高血压患者原来血压便高，并且多伴有程度不同的血管硬化，特别是舒张压经常在100毫米汞柱以上者，更表明血管弹性减低，如参加冬泳，患者的血压会暂时性进一步升高，就很可能会发生脑血管破裂出血，脑卒中昏迷，甚至死亡。因此，高血压患者不宜进行强冷刺激的冬泳锻炼。

高血压患者不能冬泳，但可以进行一般的冷水锻炼。

这是因为身体接触冷水时表皮血管收缩，血压略微升高，只是很短暂的时间，很快表皮的血管就再度扩张，大量血液流向皮肤的血管，这时的血压，就反而比未接触冷水时还稍低些。长期坚持冷水锻炼，全身的血管经过反复的张缩训练，弹性反而增强，有助于调整血压。

高血压患者冷水锻炼的最好形式是冷水擦身。

这是一种以少量冷水多次地接触皮肤的锻炼方式，刺激强度不大，高血压患者的身体容易接受。开始时，水温不宜过低，以后再根据身体耐受程度逐渐降低一些，手法要轻，用力要均匀，先擦上半身，然后，披上衣服坐下来擦下半身。切忌低头，弯腰和起身动作过猛。高血压伴有头晕目眩者，开始时先用冷水洗脸再用冷水洗脚。坚持一段时间，症状有所改善后，再用冷水擦身。

如果有如下轻微高血压患者，可视情况，参加适量的冬泳锻炼。

一种是青少年性高血压，原因是性成熟期某些内分泌发生变化和这一时期心脏发育增快有一定的关系。这种类型的高血压主要表现在收缩压的升高上，可达140～150毫米汞柱，而舒张压不高，一般没有头晕、头痛等不良感觉，这类青少年不必禁忌参加冬泳，但冬泳锻炼的强度要适当降低。通过科学适量的冬泳锻炼，血压不仅不会升高，还能促使它恢复正常。

另一种是过度紧张性高血压，这一类高血压一般由于工作劳累精神紧张，过度疲劳引起的。这种高血压不仅收缩压增高，可超过140毫米汞柱甚至150毫米汞柱，舒张压也升高，可达90～100毫米汞柱。这种现象通过减轻工作压力，合理安排生活，保证充分睡眠和休息之后，随着过度紧张状态的消失，血压就可恢复正常，这类高血压患者也可继续参加冬泳锻炼，但应有明确诊断，征求医生意见，冬泳时严格控制刺激强度，严格遵循冬泳的科学方法和保健要求，应以自我感觉舒适为度，发现不适，立即结束。

高尔夫运动不像看起来那么好

对于因高血压而烦恼的人们，参加对血压不会带来太大影响的轻松运动是不可缺少的。像网球和俱乐部活动那样剧烈的运动是必须禁止的。

一般往往认为高尔夫球运动是在自然环境中，适合自己身体状态，能够让自己悠闲地度过。所以是适合的，但实际情况并非这么简单。

避开夏天与冬天这样严重酷热酷冷的季节，在春天与秋天那些由自然恩赐的比较好的日子里，如果慢慢地、按一定路线进行，也是可以的，因高尔夫球本来的目的就在于走路，这样可以说对高血压患者还是适合的运动。

即使是平日比赛，只要是激起不必要的竞争，对于击球就要求必要的精神紧张与集中精力。如果在一天中安排两次这样严格的训练，高血压就会恶化。

适度的运动是必要的，但始终是要根据当时的身体状况，做适合自己的运动，如果身体状况不好，无论什么时候，必须有勇

气在中途停止。

高血压患者与正常血压的人一起进行体育活动的话，被正常血压的人过多地邀请比赛，往往会导致相反的效果。尽可能与同样患高血压的人在一起进行体育运动，那么就能避免一些过量的运动。

不勉强自己去运动

轻松的运动要以轻松的速度（运动强度）来运动，当然以不勉强为前提。如果感冒、发热、下痢、身体非常倦怠，或者是因为心情不好、睡眠不足、身体不佳、腰和膝疼痛的时候，最好不要运动。

当然，在运动中觉得不舒服时，也不要勉强持续下去。虽是按照平常的速度走路，可是如果觉得非常疲倦或心脏跳动加快，这时就要停下来，先测量脉搏。如果脉搏跳动次数显著增加的话，就必须立刻停止运动。此外，肌肉或关节疼痛时也要中止运动。

另外，突然胸痛，并伴随恶心、头昏眼花的现象出现，或者是呼吸困难、发冷、发汗、脸色苍白、嘴唇发紫时都要特别注意，必须立刻停止运动并尽快接受医生的检查。

不会觉得疲劳，能够轻松进行的才是轻松运动。一定要牢记，绝对不能在身体状态不佳的时候勉强运动。

操之过急远不如循序渐进

跑步要严格掌握合适的"量"。我们的身体内环境，并不是短时间产生的，是在长期的岁月中，不断地与环境、生活、工作、习惯相适应产生的。举个极端的例子，假若现在患病了，那么疾病的状态，就是对那个人最适应的状态。

高血压与由病毒引起的感冒或事故造成的骨折不同，它是经过10年、20年这样的长时间，一点一点对身体适应而产生的。所以要突然改变的话，身体的适应状态跟不上，平衡破坏，反而会有害健康。

所以说对中年以后的人，必须留心注意的首要问题是，为了不使身体衰退下去，无论如何要维持现状。跑步要以自己的方式，逐渐地提高速度。不能只考虑体力的问题，否则就会出现大的问题。中年以后的体育运动，保持轻松愉快的水平最重要。

站立过久是伤害，不是"运动疗法"

在自然条件下，四足类动物很难染上高血压，而人和猿猴却例外。科学家发现，当人由平躺的姿势转向站立时，由于地心引力的作用，由心脏排出的血量，每分钟要减少10%～30%，个别

151

情况下减少得更多。为了适应这一急剧变化，动脉血管反射性地发生收缩、变窄，使其容量与心排血量接近。待心排血量恢复，动脉血管的容量也会相应增大。如果站立时动脉血管不收缩的话，就会出现低血压，大脑首先缺血，有休克之虞。动脉血管这种功能反应又称血管应力反应。

血管的应力反应是有一定限度的，如果一昼夜超过16小时的直立，动脉血管的应力反应就会加大心脏负荷。人的一生中，这种应力反应的机制是逐渐形成的，所以与年龄成正比关系。当这种应力反应机制调节功能长期紧张而发生失控时，就有可能发生高血压。

因此，既要主张每天有一定量的运动，也要提倡保证一定时间的静坐和平卧休息。人们躺下休息，不仅仅是为恢复体力和脑力，也是为了让血管张力得到休息。

站久了一定要坐一坐，躺一躺。

高血压患者直立时间每天不要超过16小时，休息时可采用卧位，哪怕是5分钟也是有益的。坐位时可把双腿抬高，增加回心血量，每次15～20分钟，这对长期从事站立或行走工作的高血压患者，很有好处。

站立时心理紧张对心血管的影响更大，故宜散散步，或坐在沙发上，把腿抬高15～20分钟。

睡眠时体位不要僵直固定，最好取躯干卷曲位，腿略抬高，有利于心血管系统休息得更好些。尤其避免站着吃东西，或边走边吃，会增加心血管系统调节的紧张性，对高血压患者尤其不利。

扭秧歌弊大于利

高血压患者不宜扭秧歌，一些冠心病、脑动脉硬化、肾炎和糖尿病患者也应十分注意选择运动项目。

血液在血管流动时，对血管壁产生的压力称为血压。当心脏过多地送出血液，或者血管硬化、狭窄时，都可以造成血压升高，发生高血压。扭秧歌这种群众性的文体活动，鼓点节奏相对快而有力，易使人情绪兴奋，心跳增快，血压急剧上升，红细胞激增，血黏度增加。身体健康者通过此项运动，可以增强心肺能力，但高血压患者通过此项运动会使血压过高，对人体内脏造成损害。

冠心病、脑动脉硬化患者同样不适合扭秧歌。"冠状动脉粥样硬化"和"脑动脉硬化"多是由于血压过高，脂质在动脉壁沉积，血管弹性和容量降低引起的。因此，80％的冠心病患者都患有高血压。如果心脑血管疾病患者仍随兴扭秧歌，可能会在兴奋时血压升高，使脆弱的脑血管破裂，发生意外。此外，长期扭秧歌会使患者的心肌经常处于超负荷工作状态，易发生心力衰竭。

锻炼颈部要慎重

有的老年人在体育锻炼活动颈部时，常常会出现眼前发黑和头晕的现象。

这种现象是由颈动脉硬化引起的。当颈动脉发生硬化时，血管变得狭窄而缺乏弹性，由此大脑和面部组织的血液供应就会受到影响。如果在动脉硬化的基础上剧烈活动颈部，会使颈部组织压迫和扭曲颈部动脉，造成大脑供血不足，从而诱发缺血性脑卒中。另外，剧烈活动颈部会使颈部动脉内的血液产生涡流，这种涡流会加重动脉硬化的进程，而且有可能冲击动脉壁上的硬化斑块，使其破损脱落，堵塞血管，造成严重的动脉血栓和脑血管栓塞，加重或诱发缺血性脑卒中。

老年人一般都不同程度患有动脉硬化，大脑供血不足。所以不宜过度活动颈部。

猛回头要不得。

高血压患者"猛回头"时，椎动脉会因颈部猛转动而受压变细，如果椎动脉原来存有病变，则会更加窄细。另外，颈部交感神经因受到刺激会导致脑血管痉挛。这些情况都会使脑部的供血量减少，以及脑血管的血流速度减慢，轻者可发生暂时性脑缺血，出现头晕、恶心、呕吐、眼震、耳鸣、四肢轻瘫等症状；

重者则可形成椎动脉血栓，血栓形成一侧活动失调，面部温痛感消失，甚至还可能因此而出现偏瘫，高血压患者比普通人更具有危险性。因此，高血压患者在日常生活中应谨记：千万不要"猛回头"。

PART 4 第四篇

稳定血压，睡眠得优质

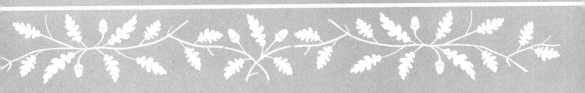

睡眠第一步：洗浴不可少

睡眠第二步：足部按摩有奇效

睡眠第三步：选一个好枕头，降压效果好

健康的体魄来自睡眠。美国佛罗里达大学免疫学家贝里达贝教授的研究小组对睡眠、催眠与人体免疫力作了一系列研究，并得出结论说："睡眠除了可以消除疲劳，使人体产生新的活力外，还与提高免疫力，抵御疾病的能力有着密切关系。"

达贝教授对18名试验人员进行自我催眠训练后，受试人员血液中T淋巴细胞和B淋巴细胞均有明显上升，而这两种细胞正是人体免疫力的主力军。同时发现，受试人员在日常压力面前，表现出更强的自信、自尊和独立处事能力。

据初步统计，睡眠时间小于5小时的女性与大于7小时的相比患高血压的风险更高。年龄在32～59岁的人群中睡眠每晚少于5小时者，高血压的患病率为24%，而睡眠在7～8小时者高血压患病率仅为12%，说明睡眠减少有增加高血压的危险。人们睡得越少，5年内患高血压的风险越大。如把每天睡5小时与睡6小时的人相比较，睡5小时的人5年内患高血压概率将增加37%。

每减少1小时的睡眠时间将会增加37%的高血压发病率。

一项针对578名年龄在33～45岁的美国人睡眠质量及5年高血压发病率和收缩压、舒张压的变化研究显示，睡眠时间减少和高血压之间的关系似乎在中年人中最为密切。睡眠时间减少导致高血压发病率显著升高，每减少1小时的睡眠时间将会增加37%的高血压发病率。

睡眠第一步：洗浴不可少

洗浴可提升睡眠质量，有助于高血压患者的康复治疗。高血压患者的洗浴不同于一般普通人群，自有其独特之处。

1. 洗浴应加"药材"，重点在脚上

通过药物洗浴足部，提升睡眠、降压事半功倍。外洗足部通过对血管、神经及感受器的刺激，借经络的传导，发挥药物的功效，不仅仅有助于睡眠，还可达到调节脏腑功能，防病治病的目的。

洗足疗法既有穴位的刺激作用、药液的温热作用，又有药物的药理作用。通过药液的温热作用和穴位的刺激作用，可促进血液循环，增强代谢，调节神经系统功能；药液中的药物溶解于水中，通过皮肤吸收而作用于人体。

根据不同证型高血压患者的不同发病机制，选择相应的天然药物，可发挥平肝潜阳、滋阴潜阳以及祛风化痰、滋养肝肾等治

疗作用，从而缓解头晕头痛、严重失眠等症状，达到降低血压的目的。

2. 洗浴不一定非要用水

不用水的洗浴，有时候效果更好。这种方法又称刷浴疗法。刷预疗法即利用刷子，如毛刷、尼龙刷等，以适当的力度刷遍全身体表皮肤，是一种简便易行的自然疗法。通过刷子对皮肤的机械摩擦，可以促进皮肤的血液循环，改善内分泌功能，调节神经系统功能，平衡阴阳，恢复脏腑的正常功能。刷浴不仅能改善高血压患者的头晕头痛、心烦失眠等自觉症状，长期坚持也有一定的降压作用。

《新体育》杂志曾介绍，香港著名诗人何达40岁时，患有高血压等病症，体质很差，睡眠也差。他采用刷浴，先用软毛刷，后用尼龙刷，最后用钢刷刷浴，到60岁时，高血压症状得到了很大缓解，睡觉好了，血压也降了下来。

刷浴有两种方法，一种是刷背刷足法，另一种是全身刷浴法。

（1）刷背刷足法：先用软毛刷试擦性刷一下下肢，之后用适宜的力度，缓缓地刷背及足部。刷背时由上到下，从风池、风府穴开始，经大椎穴直下，至长强穴止；刷足时可先在足底涂上肥皂，然后以足底中央区域为重点，缓缓地刷及整个足部。一般背部、足部每次可分别刷 5 ~ 8 分钟。

（2）全身刷浴法：先用软毛刷试擦性刷四肢，之后以颈部为重点，用适宜的力度，由上到下，逐渐刷遍全身。一般每次刷15 ~ 30分钟，每天早、晚各刷1次，每次每个部位从5 ~ 6遍开始，慢慢增加到20 ~ 30遍。刷治时要做到刷得皮肤舒适而不疼痛，又不破坏表皮，可先用软毛刷，适应后再用尼龙刷等，并逐渐加强对皮肤的刺激强度，以每次刷浴后感到皮肤温热，疲劳消除，神清体爽为宜。

刷浴时需注意，手法应轻重适度，不能过轻，也不能一味加重手法，以免引起皮肤的损伤。应做到力度适中，由上到下，缓缓刷浴。

3. 高血压患者洗浴六注意

（1）不宜饭后立即洗温水浴：由于进食后大量的血液流向消化系统，如果高血压患者此时洗温水浴，会因皮肤血管的扩张和血流量的增加导致大脑和心脏的供血减少，发生心、脑血管意外。

（2）洗澡时不宜动作过猛过快：高血压患者，特别是老年高血压患者的血管均有不同程度的硬化，如果突然下蹲或身体前倾过猛，容易发生脑血管意外或心肌缺血。

（3）水温不宜过热：水温过热会使皮肤血管扩张，引起血压下降，易发生心、脑血管意外。

（4）入浴时间不宜过长：特别是用煤气、天然气等热水器的浴室内，时间一长，氧含量会发生明显的下降，二氧化碳的含量会明显升高，易使高血压患者诱发心绞痛。

（5）酒后或过度疲劳时不宜入浴：酒后入浴可使血液中的葡萄糖在洗澡时被全身活动和血液循环加快而大量地消耗掉，同时乙醇又会妨碍血液中葡萄糖的恢复，伴有高胰岛素血症的高血压病患者更不容易恢复血液中的葡萄糖水平，易引起休克，甚至危及生命。

（6）不宜到公共浴室去洗温水浴：因为公共浴室内的水温通常都比较高，明显地超过体温，并且一般的公共浴室通风设备都比较差，使人感到闷热，呼吸不畅，这样会使血压明显上升，特别是中、重度的高血压患者更不宜去。应在家里或设备条件比较好的浴室去洗温水浴，控制适当的水温。

睡眠第二步：足部按摩有奇效

足部按摩对高血压的许多症状都有十分显著的减轻和治疗作用，比如头痛失眠等。它需要的工具也很简单——按摩棒、按摩膏和一块毛巾，如果再配合药浴浴足的话，疗效会更显著。

足部与人体经络有着密切的关系，在人体十二正经和奇经八脉中，足部是足三阴经及阴维脉、阴跷脉之源，足三阳经及阳维脉、阳跷脉之终止，足部通过经络与人体的脏腑紧密相连，各脏腑器官在足部都有一定的分布区域和各自的反射区。

我们把双脚并拢，在双脚上就有与全身几乎完全相应的投影。十趾为头，足根为股，脚底为腹，脚面为胸，脊柱在足后背，左右脚底内侧正好依次对应颈椎、胸椎、腰椎、尾椎，最后为尾骨。鼻子在中央，两眼在第二、第三趾，两耳在第四、第五趾。人体为立体，各相应反射区亦为立体，有大小、上下、深浅、左右之分。知道以上规律，便可依脏器之位置，准确寻找相应反射区之所在。

1. 活动脚腕，按摩大脚趾

降低血压，最重要的是使全身血液循环通畅。在我们体内循环的血液通过心脏的"水泵作用"在全身流动，距离心脏比较远的脚部，如果，"水泵"的作用达不到脚部，就容易形成血流不畅。

如果脚部血液循环不好，为了把血从心脏输送到脚部，就要加大血液压力，结果导致血压上升。

为了改善下肢血液循环，降低血压，就要使脚腕柔软。坐在椅子上，一腿搭在另一腿上，脚腕向外转动20次，两脚交替进行。

接下来，按摩两腿的大脚趾。脚趾上有许多穴位有益于降低血压。握住大脚趾，一边转圈一边按揉，这样将会促进下肢的血液循环。血液循环加快，对缓解疲劳，提升睡眠质量的帮助也是非常大的。

2. 敲打足底涌泉穴

脚底穴位很多，可以用木槌或者酒瓶敲打脚底。足底敲打法不仅对于消除疲劳、足冰冷症有效，更对治疗高血压有良好的效果。敲打脚底，会刺激脚底血管的扩张，有利于循环和消除积血。这样，血液就会顺利流回心脏，从而降低血压。

用适当的力量敲打整个脚底。脚底中心呈人字形的凹处有一个涌泉穴，这里相当于"肾经"经络的出发点，是调整血压的重要穴位，因此要重点敲打此穴。

每只脚至少5分钟，两只脚要敲打10分钟以上。要使脚部有温暖、血液通畅的感觉。

3. 按压足三里，一觉到天亮

足三里这个穴位自古以来就被认为是治百病之穴、保健强身之穴的名穴之一。它可以抑制神经兴奋，帮助睡眠，降低血压，一直用于治疗高血压。

寻找足三里穴的方法有许多，这里介绍一种简单的方法。首先，屈膝，手指抵住胫骨自脚腕向上滑动，在快要接近膝部时，会摸到一块稍微突出的骨头，这块骨头靠下一点与膝部外侧的圆溜溜的骨头的连接线的中央，便是足三里穴的位置。按压此穴，脚腕会有反应。

用适中的力量按压此穴3秒。此方法的技巧为吸气后，缓缓吐气，在吐气时按压穴位。吐气时，自主神经中的副交感神经处于主导位置，因此边吐气边按压穴位，更有益于血压的下降。

每天，在两腿上反复操作5～10次。长期坚持此法，会有益于改善睡眠，血压也会明显降低。

睡眠第三步：选一个好枕头，降压效果好

高血压患者不能枕高枕头。在休息中，血液量少，血压低，而高枕头不能保证输送必要的血液到头顶，也就出现了代偿性的血压上升。不仅仅是高血压患者，对于一般的人来说避开沉重被褥和高枕头，也是身体休息的重要条件。

与白天相比，睡眠中血压下降，对高血压患者来说血管负担减轻，是可以放松休息一下的时候。也有的人，在白天血压为190／90毫米汞柱，而在夜间测量血压，则为120／80毫米汞柱。

这就是说，白天与夜间的血压不同，我们的身体在白天活动时，交感神经的作用是主导人体活动的中心，夜间休息时，副交感神经的作用主导人体的活动。这两个系统的交替作用，成为昼夜血压不同的原因。

副交感神经具有使白天活动疲劳的身体在休息的同时为第二天储存能量的功能。为此尽可能抑制能量消耗，就必须积蓄能量。心脏也同样，它的功能减弱了，输出血液的量也就减少了。

从血管一方来说，因输送的血液量少，末梢血管阻力相对变小，血液能顺畅流通，也就导致血压下降。可是无论怎样休息，为了维持我们的生命，一定量的血液流动、氧气的补给是不可缺少的。所以，此时如果枕高枕头，就会导致代偿性的血压上升。

高枕头不行，枕头低了也不行。

若不用枕头或枕头过低，则流入头部的血液就增多，这对高血压患者是不利的。再者，不用枕头或枕头太低，侧卧睡眠时头部与床面间的距离为6～15厘米，需要依靠颈椎的侧弯来代偿，这样会使一侧颈肌过分牵拉，而发生痉挛，造成"落枕"。同时，颈部肌肉被动性紧张，也影响睡眠。

睡眠时用的枕头不宜过高或过低，一般高度按下列公式计算：枕头的高度＝（肩宽−头宽）÷2。

高血压患者还可以用药枕来代替普通的枕头，降压效果更好。

药枕是指将具有芳香开窍、活血通脉、镇静安神、益智醒脑、调养脏腑、调整阴阳等作用的天然药物，经过加工处理或炮制，装入枕芯之中，或者直接做成薄型药袋置于普通枕头之上，在睡眠时枕用。

药枕疗法通过药物、经络调节以及心理调节等发挥治疗作用，它没有绝对的禁忌证，老少皆宜，适用于高血压的各种类型，能降低血压，缓解高血压引起的头晕头痛、失眠等症状。

中医学认为，头为精明之府，十二经脉、三百六十五络的气血皆上聚于头部，头与全身紧密相联。颈项部是药枕疗法的主要施治部位，不仅大部分经络在颈项部循环、经过，而且还有许多俞穴在此处分布，头是一个相对独立的人体全息胚。药枕疗法通过药物的作用和机械刺激等，激发颈项部经络之气，促进传感，使经络通畅，气血调顺，调节机体神经系统功能，促进血液循环，纠正内分泌紊乱，维持机体的内环境稳定，达到防治疾病的目的。

药枕中的芳香挥发药物以及磁性成分的药物，借助人体头部与药枕的长时间接触，可通过皮肤、呼吸道进入人体，渗入血脉之中，同时刺激头颈部的穴位，通过经络的传导作用，调理气血，调整脏腑功能，达到养血健脑，降低血压，缓解头晕头痛等症状的目的。药枕中的药物还可直接作用于局部皮肤黏膜，起到消炎杀菌、镇静止痛、扩张血管、芳香开窍的作用。通过枕具、气味等的改变，还能起到心理调节作用，使情绪放松，心情安定，有助于改善睡眠和稳定、降低血压。现代研究还表明，通过药物的作用以及局部的刺激等，可刺激头颈部的皮肤感受器、血管和神经，调整其抑制和兴奋过程，调节血管及神经内分泌功能，起到降低血压的作用。

药枕疗法的注意事项：

（1）注意做枕药物的加工处理：在制作药枕时，应注意做枕药物的加工处理，注意防霉、防蛀，对于根块、枝干及较大的花叶，应晒干后粉为粗末，矿物类则应打碎，放入枕芯前应把药物混匀，用纱布包裹缝好，底层最好加上一块塑料布，以免药物外漏。

（2）注意药枕的大小及用布的选择：药枕可根据需要制成圆形、方形、三角形、扁形等，但一般以制成枕长60～90厘米、枕宽20～35厘米的长方形为好，枕高应控制在7～10厘米。枕芯要选用柔软、透气性能良好的棉布及纱布作枕套，忌用化纤、尼龙类的非天然材料。

（3）注意药枕的使用方法及适应证：高血压的证型较多，而不同的药枕又有不同的使用范围，应在医生的指导下，根据中医辨证结果选择药枕。药枕的作用较弱，它虽然无特殊禁忌证，无明显毒副作用，老少皆宜，但只适宜于病情较轻的患者，对重症患者，药枕只能作为辅助治疗手段。应用药枕要持之以恒，不能急于求成，一般每天至少枕6小时以上，连续枕用2～3周方能见效。对药物过敏者应禁用药枕疗法，使用药枕后出现头晕头痛、面颈红赤、恶心呕吐等症状者，可减少药枕内的药物用量、减少枕用时间，必要时可停用药枕。在每次使用药枕之前，均应饮用一些温开水，并在白天也增加饮水量，以防芳香类药物耗伤阴津。

第五篇

三步之外：奇招妙术显神通

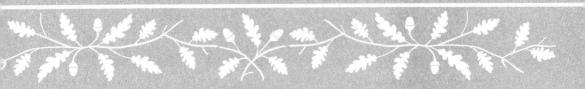

给生活加点娱乐，让降压无处不在

找准穴位，降压立"针"见影

按摩拔罐刮痧，身体通则血压不升

你不知道的小窍门，气血通则血压不升

给生活加点娱乐，让降压无处不在

好心情拒绝"高压"

对于高血压患者，保持一个好心情至关重要。生气、暴怒、紧张等会使全身小血管收缩，血压迅速升高，心率加快，气急，心肌耗氧量增加，心脏负荷加大，这样在原有病变的基础上，会使病情突然加重，甚至诱发心肌梗死、脑出血等。

一项对3310名25～64岁的美国人的调查显示，焦虑和沮丧的男人得高血压的危险性增加1.5倍，一名白人女人危险性增加1.7倍，一名黑人女人危险性会增加3倍。

这一调查从70年代开始，跟踪调查分4个阶段进行，共延续了22年。到1992年，研究人员发现，16%的被调查对象出现高水平的抑郁，39%的调查对象出现中等水平的抑郁。25%的黑人女人经历了高水平的抑郁与焦虑，比白人男人

12％的高抑郁水平增加一倍以上。白人女人高抑郁水平为18％。13％的白人女人、27％的黑人女人患上了高血压。

情绪不好时血压为什么会升高？稍静下来又能恢复呢？原因是情绪属于高级神经活动。人在情绪激动时，在大脑皮质的影响下，可兴奋延髓的心加速中枢和缩血管中枢，使交感-肾上腺系统的活动明显增强，此时，不仅普遍的交感神经末梢所释放的神经介质去甲肾上腺素增多，由肾上腺髓质分泌入血液的肾上腺素量也大大增加。在交感神经和肾上腺素的共同作用下，一方面，心脏收缩加强、加快，心排血量增多；另一方面，身体大部分区域的小血管收缩，外周阻力增大。由于心排血量增多和外周阻力加大，于是血压升高。稍安静后，一方面来自大脑皮质的神经冲动减少，交感-肾上腺系统的活动减弱，使血压有所下降；另一方面，当血压升高时，还可通过主动脉弓和颈动脉窦压力感受器反射，使血压恢复。

对于不满意的人或事，要进行"冷处理"，避免正面冲突。要培养多方面的兴趣，积极参加力所能及的社会公益活动和适合自己的文化娱乐活动，也可以培养自己的一些业余爱好，如学绘画、书法、种花、养鸟、垂钓、听音乐等。良好的兴趣和爱好可以开阔胸怀，陶冶情操，缓解身心紧张劳累，对于调节情绪和保持心情舒畅大有裨益。

1. 心情不好要倾诉

在生活中，需要与各种各样的人打交道，需要处理各种各样的事情，这就难免会遇到挫折和坎坷，产生悲伤、愤懑，难免心情郁闷。找个知心朋友，畅所欲言，理智地倾诉一番。若拒绝倾诉，把忧思悲伤深藏在心底，这是有损健康的。

长期忧郁是健康的大敌。"思伤脾""怒伤肝""忧伤肺""恐伤肾"，这是中医学经过长期实践的结论。轻者使人神经衰弱、内分泌紊乱，重者会导致精神失常、高血压，并会降低人体免疫功能，折损人的寿命。当心烦不快、悲伤恼怒时，大胆地向你值得信赖的、头脑冷静的朋友去倾诉，尽可能痛快淋漓地把心中的郁闷全盘倾诉出来。如一时找不到倾诉对象，在不影响他人的环境下，亦可自言自语地自我倾诉。

2. 该哭时就哭

有一位心理学家曾做过一次调查，他把一些成年人按照血压的状况分为两组，即血压正常者为一组，高血压者为一组。然后，一一调查他们是否哭泣过。调查结果是：血压正常者中，87%的人悲伤时都哭泣过；高血压者中，绝大多数是从不流泪的人。

这虽然不能因此就断定血压变化与哭泣有关，但人在悲伤时哭一哭，对身体健康还是有好处的。当在痛苦的时候，人会自然感到悲伤，这种情感对人精神上不但会产生很大的压力，而且对人生理上也会产生一系列不良影响，会使人神经处于紧张状态、食欲减退、内分泌功能失调等。这种情感如果得不到发泄，而强行压抑，就会使人体健康受到损害。如果悲痛欲绝时大哭一场，使悲伤之情得以宣泄，精神上可顿时觉得轻松得多，这对健康无疑是很有益处的。

3. 叹息利于降压

叹息，从生活意义上说，是消极、悲观的表现。因此，不少人总是抑制叹息，但是，从生理学和心理学角度来看，在碰到难题、无可奈何时，叹息一下，对健康却是有益的。

曾有医生给临场前的运动员和心理紧张的考生进行体检进发现，让他们叹息几声，可使收缩期血压下降10～20毫米汞柱，舒张期血压下降5～10毫米汞柱，呼吸和心跳减慢，心理紧张状况得到改善。

好音乐帮你降压

音乐疗法是指通过唱歌、演奏乐器或欣赏选择性乐曲达到治病效果的一种治疗方法。它是一门既古老又崭新的疗法。

《黄帝内经》指出"内有五脏，以应五音"，把"宫、商、角、徵、羽"五音与"脾、肺、肝、心、肾"五脏及"忧、悲、怒、喜、恐"5种情志活动联系在一起，后世很多医家中出现了不少音乐疗法理论家及音乐疗法的专著，音乐治病的实例则散见于各种医籍中。但利用音乐来进行治疗高血压是近几十年才有的研究。

医学专业人员曾对大提琴演奏治疗原发性高血压进行过系统观察，发现经常倾听、欣赏旋律优美、清淡典雅、节奏平稳的大提琴乐曲的原发性高血压患者中，约85%患者的血压可从190～200／99～110毫米汞柱下降到134～140／85毫米汞柱。

1985年9月，广州成立了第一家音乐治疗特别诊室，人们用贝多芬第七钢琴奏鸣曲治疗原发性高血压患者，得到意想不到的作用。

音乐疗法为什么能降低血压呢？

近代神经生理学研究认为，音乐能通过其旋律、节奏、声调、音色等方面对人体产生的各种效应，来调节心血管系统、神经系统等方面的生理、心理功能，中速演奏的舒缓清淡的音乐可使人心情平静，心率保持平和、稳定，上升的血压下降，紧张的神经放松，大脑皮质的功能得到改善，烦躁的情绪得以调整，这些均与音乐疗法降压的机制有关。音乐疗法降压的原理还有很多未知因素，相信随着自然医学的深入研究，会逐步得到更加透彻的阐述。

音乐疗法按其运用方式可分为参与性和感受性音乐疗法两类。

1. 参与性音乐疗法——每天唱上3支歌

参与性音乐疗法又称"主动表达法"，即由患者亲自从事唱歌、演奏乐器等音乐活动来治疗疾病。

由于音乐是一门难度较高的艺术，运用音乐治病保健并不是要求人人成为"演奏家"或"歌唱家"。一般人可进行一些力所能及的乐器弹奏和自娱自乐的"卡拉OK"之类活动，同样能达到保健的效果，重在参与。

唱歌时从腹部发声非常重要，而且基本是腹式呼吸。吸入的许多新鲜氧气到达身体各个角落，使全身各脏器功能变得活跃。因为腹式呼吸是一种使腹部膨胀的呼吸法，慢慢地长时间呼气的腹式呼吸具有降低血压的效果。根据临床报告，特别是由紧张引起的血压升高，利用腹式呼吸法，能使血压降低20毫米汞柱。而且，唱卡拉OK正好相当于步行的运动量，如果有效利用，能取得与高血压病患者的运动疗法相同的效果。唱歌时血压多少会升高，但之后会有血压一下子降很多的效果，实践证明高压、低压都有所降低。

需要注意的是，只是嘴动的所谓偶像式唱法及大声吼的唱法效果很微小。只有好好练习基础的腹式呼吸发声法，才能取得效果。

2. 被动接受法——好听的音乐帮助你降压

感受性音乐疗法又称"被动接受法"。患者通过倾听、欣赏有选择性的音乐来达到治疗效果。这种形式不受任何能力、时空的限制，是高血压病患者较为理想的保健方法。

家用的音响设备以及各种便携式数码音乐播放器的普及，

为高血压患者开展家庭音乐疗法提供了方便。个人欣赏可戴上耳机，放低音量，取静坐或静卧姿势，在无干扰的安静环境中欣赏、品味。每天接受音乐疗法的时间可因人而宜，一般是每天2～3次，每30～60分钟，可连续欣赏同类的多首治疗性乐曲、歌曲及戏剧音乐。

选音乐有诀窍

不同类型的音乐形式和不同风格的作品，其所产生的作用往往有所差异。因此并非任何音乐都适合于治疗高血压，也不是一种音乐可以通治所有证型的高血压。所以，在进行音乐疗法时要注意辨证选乐。

（1）肝火上炎或肝阳上亢型高血压患者，可选择镇静性乐曲，如勃拉姆斯的《摇篮曲》、德彪西的《月光》、圣桑的《天鹅》、海顿的《小夜曲》，或选用《渔舟唱晚》《平湖秋月》《汉宫秋月》等民族乐曲。这类乐曲旋律优美抒情，简洁流畅，清新典雅，节奏平稳，悠扬动听，宽广柔慢，速度徐缓，音色柔和，舒展或略带深沉，风格幽静、安祥，经常倾听，有明显的降压功效。

（2）肝风内动型高血压患者，辨证施乐的音乐，基本上与肝火上炎、肝阳上亢型相同。

（3）痰浊内蕴型高血压患者，可欣赏《花好月圆》《喜洋洋》《鲜花调》《雨打芭蕉》《江河水》《满庭芳》等民乐。因这类乐曲旋律酣畅，节奏明快，能愉悦情绪，解郁化痰，疏肝降压。

（4）肝肾阴虚型高血压患者，可选择《梅花三弄》《二泉映月》《流水》《牧歌》《姑苏行》等传统乐曲，这类旋律轻柔、节奏悠缓的乐曲有醒脑定眩、振奋精神、补益降压的功效。

（5）阴阳两虚型高血压患者，可选择《百鸟朝凤》《空山鸟语》《鹧鸪飞》《听松》《春江花月夜》《阳关三叠》《平沙落雁》等古典乐曲，这类轻柔、细腻、秀丽、婉约、流畅的乐曲能调节神经，双补阴阳，降低血压。

（6）各型高血压都忌听高亢型的兴奋性乐曲。

给高血压点"颜色"看看

生活环境的颜色同人的健康有着密切的关系，色彩疗法主要是运用采光照明、涂刷彩色墙壁和顶棚、布置色彩环境和彩色光直接照射等进行心理治疗，而在日常生活中创造一个科学的，适宜的色彩环境，这不仅有益于人的身心健康，而且是许多慢性病患者治疗疾病的一个重要措施。在选择居室的色彩时，要结合自己的职业和爱好，创造有益于身心健康的环境。色彩对人体健康和防治疾病的巨大作用已为越来越多的实践所证实。

1. 红色、黄色是高血压的大忌

红色能刺激和兴奋神经系统，增加肾上腺分泌和促进血液循环，使人兴奋、暴躁，甚至心率加快和血压升高。接触红色过多，会使人产生焦虑情绪。

黄色能促进消化，改善神经和内分泌系统，但金黄色却易造成不稳定的情绪。

2. 蓝绿紫是"降压三剑客"

蓝色能使人产生凉爽、轻快的感觉，进而使人平静、放松，有助于减缓脉率和呼吸，降低血压。有数据显示，高血压患者在蓝色的环境中，能解除紧张的心理状态，收缩期血压可降低10~20毫米汞柱。

绿色不但有助于消化，而且能起到镇静和松弛神经的作用，自然界的绿色还能帮助人消除疲劳和安定情绪。有数据显示，人在绿色环境中皮肤温度可以降低1℃~2℃，心跳每分钟减少1~2次，呼吸变缓、心脏负担减轻，并能使精神放松。

紫色能维持体内钾的平衡，促进机体保持放松，对维持血压平稳有重要意义。

另外，白色能使患者心情舒适和镇静，有助于人体健康。青色使人产生亲切、朴实、舒适、客观、柔和的感觉。

不论色调的冷暖，都以浅淡为宜，浅淡柔和的色调才能给人以宁静、和谐和舒适的感觉。颜色过多或杂乱无章，往往会导致

人们过度兴奋、烦躁。

高血压患者的居室色彩应以淡绿色为主，淡绿色有清肝火、滋阴潜阳、镇静神经、降低血压等作用。

墙壁、窗帘也可用浅蓝色，因为浅蓝色能给人以安定清爽感，并有镇静、息怒、降低血压、降低体温等作用，对高血压患者甚为有益。

居室的灯光不宜过于明亮，以柔和的白色灯光为宜。避免使用红色、橙色、紫色等刺激性强的灯光。

衣服色彩宜淡雅，如白色、牙色、天蓝、绿色等，以利于诱发出宁静的情绪。平时宜到绿色、宁静的环境（如公园、花房、林间、郊外田间等）中散步，可转移注意力，缓解紧张情绪，有利于改善中枢神经功能。

此外，平时可以想象蓝天白云，使人情绪轻松愉快，心旷神怡；想象碧绿平静的湖水、想象茵绿的草坪。引发出宁静、轻松、舒适之感，并有降低血压、优化情绪之功效。

3. 多赏花

千姿百态、五彩缤纷的花卉色彩，可以调节人的情绪，解除紧张、疲劳、郁闷，给人带来心情的喜悦和情绪的升华，有利于自主神经功能的改善，是保持良好情绪的好办法。

高血压患者坚持每天去花圃赏花，可以在不知不觉中克服急躁情绪，消除心理紊乱，保持良好的情绪，有助于稳定或降低血压，消除心烦急躁，促进睡眠，缓解头晕头痛等症状。

赏花不仅仅色彩宜人，花香对降低血压也有不小的帮助。花卉中含有能净化空气又能杀菌的芳香油，挥发性的芳香分子与人们的嗅觉细胞接触后，会产生不同的化学反应，使人产生"沁人心脾"之感，能唤起人们美好的记忆和联想，有助于调和血脉，消除神经系统的紧张和身心疲劳，调整脏腑功能，降低血压。

据测试，经常置身于优美、芬芳、静谧的花木丛中，可使人的皮肤温度降低1℃～2℃，脉搏平均每分钟减慢4～8次，呼吸慢而均匀，血流缓慢，心脏负担减轻，血压也有不同程度的下降，人的嗅觉、听觉和思维活动的敏感性也增强。

过度娱乐是降压的大敌

适当娱乐，能给予我们精神一定的刺激，给我们带来紧张和兴奋，有的时候具有给我们转换心情的优点。

可是太在意胜负，人就会失去冷静，会迷恋，完全陷进去，这也是极普遍的。可是永远取胜是不可能的，与之相比，失败是多的，所以要追求胜利，往往就完全深陷其中。

这样的结果，就会使血往上涌，骚动不安，就会不断地使血压上升。

情绪高涨，精神紧张，兴奋传递给自主神经，刺激交感神经，使血压上升的物质去甲肾上腺素就被分泌。

迷恋于胜负，集中精力，握着的手心湿漉漉的。这种手心握汗的状态，就是由去甲肾上腺素的功能导致的。

结果，如果高压是150毫米汞柱，这时候就会接近200毫米汞柱，低压也从100毫米汞柱上升到接近130毫米汞柱。

就连血压正常的人，都是这种状态，血压高的人，上升的幅度就更大，甚至还会出现脑出血和心绞痛。

于是，采取不过分迷恋的方法是必要的，不拘泥于胜负是理想的。如果不能控制自己，就不要沉迷于其中。如果发现自己过分投入，就要歇一会儿，把身体放在首位是重要的。不能遵守这种方法，就要放弃，否则就是拿生命做赌博。

忌长时间下棋

弈棋，是一种"斗智"的艺术，是锻炼智力的一种娱乐活动，它能帮助提高人的记忆力，使大脑皮质的活动功能增强，还能提高理解和判断能力，加强算度；算度越深，越准，获胜的机会越大。纹枰对坐，从容谈兵，奥妙莫测，"乐在棋中"，会把人带到丰富多彩的世界里，享受到无穷的乐趣。同时，对那些智力迟钝、减退，注意力不集中的老人，弈棋则是最佳的治疗方法。

但是对于高血压患者来说，娱乐必须适度，不要下棋时间太久，或与人争执。因为下棋时间太久，势必减少活动量，使运动系统的功能减退。在棋逢对手竞争激烈时，全神贯注，目不斜视，颈部肌肉和颈椎长时间固定于一个姿势，局部循环不良，肌肉劳损，易发生紧张性头疼和颈椎病，还可降低胃肠的蠕动，导致心肌的收缩力以及身体的免疫功能都会减弱，有损身体的健康。为此，每次不宜超过1个小时，消遣消遣足矣；同时有些人弈棋争强好胜，常为一兵一卒争执，乃至唇枪舌剑，互不相让，这样会使交感神经兴奋性增高，心动过速，血压骤升，心肌缺血。原有高血压或隐性冠心病的人，便有可能突然发生意外招致不幸。

找准穴位，降压立"针"见影

不同的"针灸法"用在不同的穴位上才降压

针灸治疗高血压的研究主要在我国开展，对降低血压有一定的疗效，显效率为80%左右。

针灸疗法能够降低血压的原理主要是针刺能调节神经系统，改善心肌代谢，扩张小动脉，使血压下降。

针灸疗法治疗高血压时应注意精神放松，避免晕针、断针，发现情况及时处理。

针灸主要的方法有体针、耳针、头皮针、梅花针、灸法和水针疗法等。

1. 体针

最常用的毫针为26～30号，5～10厘米长。根据中医辨证，实证用泻法，虚证用补法或平补平泻法。常用的穴位有三阴交、内关、阳陵泉、肾俞、阳辅、太冲、曲池、合谷、足三里、肝俞、脾俞、行间、绝骨、涌泉等。总有效率为70%～90%，适用于各种征候类型的高血压。

2. 耳针

是应用毫针刺法或穴位贴压法来刺激耳部有关穴位的一种方法。常用的穴位有降压沟、神门、心区、交感、降压点、耳尖等。有效率在80%以上，主要应用于高血压1、2级，操作简便，无不良反应。

3. 头皮针

常用穴位有胸腔区、血管舒缩区和双足运动区等。

4. 梅花针

用5～7只不锈钢针集中固定在针柄的一头，在身体的一定部位上叩打。方法有轻叩和重叩两种，穴位同体针穴位。

5. 灸法

用点燃的艾条或艾炷在体表一定的穴位上熏灼，高血压少用灸法。

6. 水针

用0.25%盐酸普鲁卡因、龙胆草液等在一些穴位上注射，常用的穴位有足三里、合谷、太冲、内关、曲池等，疗效较好，一般注射10次为1个疗程。

这几个降压穴位，按一按堪比降压药

1. 合谷穴抑制神经兴奋降血压

合谷穴对于各种病症都有一定的疗效，对于预防和改善中老年人常见的高血压效果更好。

合谷穴是位于被称为"大肠经"的经络（生命能量的通道）上的穴位，很久以前，人们就已认识到其对高血压等病症的良好治疗效果。特别是它的抑制脑神经兴奋的作用，在中医学中被普通使用。精神上的刺激、压力是造成高血压的一个很重要的原因，刺激合谷穴，兴奋的神经就会得到抑制，从而可以达到降低血压的目的。

寻找合谷穴的方法很简单。顺着手背上拇指与示指指骨的交汇处摸下来，在交汇处稍微向前，靠近食指的地方，在此处按压会有麻酥的感觉，此处即为合谷穴。

2. 合谷穴刺激方法

可针灸，亦可以其他方法按揉此处，效果也不错。用示指、拇指夹住按揉合谷穴，按揉时缓缓呼气，吸气时手不要动。左手上的合谷穴按揉2～3分钟，然后左右交换4～5次。以此方法作为日常习惯，闲暇时候即可依法进行。

3. 合谷穴宜与后溪穴一起刺激

后溪穴位于从小指延伸出来的小肠经的经脉上。由于小肠经与脖颈外侧到脑后部这一区间相联通，所以一旦刺激以后溪穴为中心的小肠经通道，就可以达到缓解颈部肌肉紧张度的目的。

寻找后溪穴很简单，握拳时，手侧面小指指尖所指的手掌横纹处便为后溪穴。

此穴理想的刺激方法是，手背向上，用另一只手的大拇指按住合谷穴，中指按住后溪穴，这样夹住整只手，两穴一起按揉。不仅要刺激合谷、后溪两穴，还要刺激其周边部位。后溪穴可以用无名指，小指一起刺激，这样效果会更好。

刺激强度以虽有疼痛之感，但感觉舒服为准，左右手交替各进行4～5分钟。如果只作用于一只手，会感觉很疲劳，所以一定要交替进行。

左右手合计刺激10分钟左右之后，与刺激前相比，血压将会下降10～15毫米汞柱。如果不易做到同时刺激合谷、后溪两穴，分别进行比较理想。

4. 早晚踏青竹，刺激失眠穴和降压穴

脚底的失眠、降压点两穴具有降压的功效，踏青竹可刺激这两个穴位。

失眠穴位于脚后跟中央，刺激此穴，会使排尿顺畅，高血压的大敌——盐分会随尿排出体外。要想有效地刺激失眠穴，把脚

后跟放在青竹的顶点部分，像踏步一样有节奏地踏在青竹上。

降压点位于大脚趾根部，就像它的名称一样，这是个降低血压的很有名的穴位。把大脚趾搭在青竹的端角上，有节奏地按压，每只脚1～2分钟，早晚各一次。

高压高的人失眠穴很硬，同样低压高的人降压点穴也很硬，所以要重点刺激很硬的部分，这样效果会更好。

另外，早晨的踏青竹疗法是为了稳定这一天的血压，晚上睡前的踏青竹是为了降低白天的血压，所以最好早晚都要坚持做下去。

按摩拔罐刮痧，身体通则血压不升

按摩疗法，疏通经络降血压

按摩疗法运用各种手法给体表一定的良性物理刺激，作用于经络、穴位，使人体发生由表及里的各种变化，从而调整人体阴阳，疏通经络气血，调整脏腑组织的功能，消除各种病痛，起到治疗疾病的作用。按摩疗法不仅可舒筋通络、解痉止痛、复位关节、理筋整复，还可促进血液、淋巴循环，调节神经系统和内脏器官的功能，增强机体抗病能力。

高血压患者经常进行按摩，可以改善大脑皮质的功能，增强脑内血液循环，使血管扩张、血流通畅，这对减轻头晕头痛等症状，降低血压，防治脑动脉硬化均有良好的作用。通过按摩，可以调节自主神经功能，缓解大脑的紧张度，松弛神经的紧张状态，使兴奋与抑制达到平衡，有助于缓解头晕头痛，改善睡眠。同时，按摩还可以调整微血管的舒缩状态，开放肌肉中闭塞的毛细血管，降低外周血管阻力，解除脑部小动脉痉挛，使血压下降。有报道表明，按摩可以导致一部分细胞内的蛋白质分解，产生组胺和类组胺物质，使人体的毛细血管扩张开放，从而使血液循环得以改善，血压得以下降。由上可以看出，通过按摩，可以降低血压，减轻或缓解高血压患者头晕、头痛、失眠等症状，按摩疗法治疗高血压是行之有效的。

六字按摩法降压好。

所谓六字按摩法，即抹，擦，梳，滚，揉，按。如高血压患者坚持进行此按摩法，可帮助巩固降压疗效。

（1）抹：就是抹前额。其方法是双手的示指或中指进行抹。

（2）擦：就是用双手手掌摩擦头部的左、右两侧。摩擦时用力不宜过大，以自觉舒适为好。

（3）梳：就是将双手手指微屈，两手十指好似虎爪般，先从前额发根开始一寸一寸向头顶，再一寸一寸向脑后推着，边推边梳，当然也可以左、右两手互相交替反复进行推梳5～10分钟。在此基础上，再进行"滚""揉""按"3种方法。

（4）滚：就是滚动腰背部。其方法就是先将左、右两手握拳，拳眼对贴着相应的腰背部左、右两侧用力上下滚动，幅度可以尽量大一些，按摩3～5分钟即可。

（5）揉：就是揉动腹部。两手重叠，尽量用靠近腹部的一只手按紧小腹部轻轻揉动。揉动时应顺时针方向转动，3～5分钟。揉腹后一般血压都会有较大幅度的下降。

（6）按：就是按摩穴位。常用的穴位有肩井穴（肩上，前直乳中，当大椎与肩峰端连线的中点上），内关穴（前臂掌侧，腕横纹上2寸）、合谷穴（手背，第1、第2掌骨间）。

拔罐疗法，刺激穴位降血压

拔罐疗法是以罐为工具，利用燃烧、蒸汽、抽气等，使罐中形成负压，把罐吸附于施术部（穴）位，产生温热、负压等刺激，造成局部充血、瘀血现象，达到治病目的的一种方法。拔罐器具的种类很多，常用的有竹罐、玻璃罐、抽气罐等，常用的拔罐方法则有火罐法及抽气法。拔罐疗法能活血化瘀，祛风除湿，改善血液循环，调整脏腑功能。调节神经系统功能，改善或缓解头晕头痛等症状，也是治疗高血压的方法之一。可根据高血压患者的具体情况，有选择地运用拔罐疗法。

尽管拔罐疗法操作简单，使用安全，无明显不良反应及禁忌证，但若使用不当，同样会导致不良后果，如烫伤皮肤或引起水疱，诱发感染等。施行拔罐疗法，应认真执行操作规程，在严格消毒的前提下进行，以利提高临床疗效，防止意外事故发生。

具体注意事项如下：

（1）严格进行消毒：为防止感染及乙型病毒性肝炎等传染病的发生，在拔罐治疗时，应进行严格的消毒，针罐结合法及刺络拔罐法更应注意。

（2）注意选择适当体位及正确拔罐法：患者要选择舒适、适当的体位，拔罐过程中不能移动体位，以免罐具脱落；要根据不同部位选择不同口径的罐具，注意选择肌肉丰满、富有弹性、没有毛发及局部平整的部位，以防掉罐，拔罐动作要稳、准、快。应用闪火法时，应避免烫伤皮肤；应用刺络拔罐时，勿使出血量过大；应用针罐时，需避免将针撞压。

（3）注意坐罐的时间及正确起罐法：坐罐时，应注意掌握时间的长短，以免起疱；起罐时应以指腹按压罐旁皮肤，待空气进入罐中，即可取下，切忌用力硬拔。

（4）注意拔罐的禁忌证：皮肤有溃疡、水肿、过敏，大血管相应部位不宜拔罐，孕妇的腹部和腰骶部也不宜拔罐，常有自发性出血和损伤后出血不止的患者也不宜使用拔罐法。

（5）注意烫伤的处理：如出现烫伤，小水疱可不必处理，任其自然吸收；如水疱较大或皮肤有破损，应先用消毒毫针刺破水疱，放出疱液，或用注射器抽出疱液，然后涂以甲紫溶液等，并以纱布包敷，保护创口。

刮痧疗法，刺激体表降血压

刮痧是从推拿、针灸、拔罐、放血等疗法变化而来的，是我国劳动人民在与疾病的抗争中发明的一种自然疗法，它具有方法独特、简便安全、用途广泛、疗效可靠等特点，深受广大群众的欢迎。

刮痧借助各种器具作用于体表的特定部位，通过经络的传导，激发人体内部器官之间的相互协调，以疏通经络，调畅气血，改善脏腑功能，使阴阳达到相对平衡的状态，增强机体的抗病能力，从而起到扶正祛邪，治疗疾病，促使病体康复的目的。

现代研究表明，刮痧可刺激皮下毛细血管和神经末梢，使冲动传入中枢神经系统而产生兴奋，发挥其正常的调节功能，解除精神紧张；刮痧可刺激局部毛细血管，使之扩张，加速血液循环；刮痧所引起的局部瘀血是一种自体溶血现象，这种延缓的良性弱刺激过程，可刺激免疫功能，通过向心性神经作用于大脑皮质，起到调节大脑的兴奋与抑制过程的作用。

应用刮痧疗法可降低血压，减轻或缓解高血压患者头晕、头痛等症状，对高血压1、2级患者均有良好的辅助治疗效果。

下面介绍几种刮痧的方法：

1. **刮背疗法**

患者取俯卧位或坐位，术者立于一侧，用干净毛巾蘸肥皂水将施术部位揩擦干净，并用75％乙醇消毒，然后以乙醇浸泡消毒过的汤匙为刮治工具，蘸少许香油，在脊背部由上向下以力度适宜的手法进行刮治。先在颈项部刮3道（即由风府穴至大椎穴中央

一道，风池穴至大杼穴左右各1道），再刮背俞5道（即由大椎穴
至长强穴中央1道，大杼穴至白环俞穴左右各1道，附分至秩边左
右各1道）。一般每1道刮6~8次，以刮出紫红色瘀斑为度，间隔
3~5天刮治1次，7~10次为1个疗程。

2. 刮治点穴结合法

患者取适当的体位，用干净毛巾蘸肥皂水将施术部位揩擦干
净，并用75%乙醇对皮肤消毒，然后以乙醇浸泡消毒汤匙为刮治
工具，蘸少许香油，由上而下、由内而外，采取刮治点穴相结合
的方法，进行治疗。

先刮风池、肩井穴，头后部及肩部；再刮脊柱及背部两侧膀
胱经，点揉太阳穴；最后刮曲池穴，及上肢背部，刮足三里、三
阴交穴，揉太冲穴，结束治疗。

一般每个部位刮10~20次，以使患者能耐受或出痧为度，每
次治疗的时间以10~15分钟为宜，初次治疗时间不宜过长、手法
不宜太重，间隔5~7天刮治1次，7~10次为1个疗程。

其注意事项如下：

（1）刮痧部位、刮痧用具及施术者双手等均应严格消毒，防
止交叉感染。刮痧的器具需经过严格的逃选，切忌使用边缘粗糙
或缺损的器具，以免损伤皮肤。

（2）刮痧疗法无绝对的禁忌证，但皮肤疖肿、瘢痕、溃破，
以及传染性皮肤病的病灶部位不宜进行刮痧治疗。有出血倾向、

严重心脏病等重证疾病者，以及年老体弱者、对刮痧恐惧者，也不宜进行刮痧治疗。

（3）刮痧手法要轻重适度、用力均匀、方向一致，不要忽轻忽重地来回刮。要掌握好治疗间隔时间，一般以间隔5~7天为宜。

（4）刮痧后患者应休息片刻，适量饮用温开水或姜汤，不能急躁动怒、忧思悲郁。禁食生冷、油腻食物。同时要注意保暖，避免受凉感冒。

（5）在施用刮痧疗法的同时，应根据病情积极配合其他治疗方法，如针灸、药物等，以提高疗效。

你不知道的小窍门，气血通则血压不升

常梳头，晒太阳

"发宜常梳"是我国古代养生保健的方法之一。中医学认为，头为诸阳之会，汇集着人体十二经脉和奇经八脉等数十条经脉穴位。通过梳头刺激这些穴位，可通经活络，促进血液循环，调节大脑的供血供氧量，缓解大脑疲劳，恢复大脑活力，提高大脑的灵敏度；同时，还可以通过大脑有效地调整和强化脏腑功能，从而起到防病治病和强身保健的作用。

梳头所经过的穴位有神庭、上星、百会、玉枕、风池、太阳等。这些穴位若得到良好的按摩刺激，有平肝息风、开窍宁神之效。实践证明，经常用梳子梳头，对改善大脑皮质的兴奋与抑制过程和调节中枢神经系统的功能，均十分有益。对于心血管疾病患者来说，梳头还可起到降低血压、软化血管和养精安神的作用。

梳头疗法的保健作用，已引起人们的重视。梳子应使用竹木或牛角类的天然材料制品，选购时要注意：梳齿太尖，容易划破

197

头皮；梳齿太密，容易夹着头发；梳齿过疏达不到梳理和清洁的目的。

梳头疗法，应持之以恒，每天早、中、晚各1次；每次梳理以2～3分钟为宜。梳头动作宜轻，速度宜缓，以舒畅为宜。

晒太阳

晒太阳即日光浴，是让人体体表直接暴露在阳光下，并按一定的顺序和时间要求进行系统照晒，利用太阳的辐射作用治疗疾病或锻炼身体的一种方法。

在进行日光浴时，红外线能使表层组织的血管扩张，促进血液循环，使心脏跳动有力，呼吸加深，全身新陈代谢更加旺盛，对早期高血压也具有良好的治疗作用。但日光浴不能过量，必须坚持循序渐进的原则，照晒量要由小到大。

妙用热酒壶，品酒不忘降血压

顾名思义，这是一种一边品尝美酒、一边温暖身体各处的疗法。自主神经包括使身体活跃的交感神经和使身体安定、积蓄力量的副交感神经。当皮肤接受温热刺激时，自主神经中的副交感神经发挥作用，同时抑制交感神经的兴奋。

这种温热刺激，简单易行，在家里可以使用陶制壶来完成。热酒壶不易冷却，可以长时间保持较高的温度。而且陶器受热后，可以放射出远红外线，使热量渗入到皮肤深处。当然，把酒壶里的酒喝入肚中，也会使全身温暖，通过乙醇的作用达到愉悦身心、促进全身血液循环的作用。

高血压患者常被人提醒说，"冬天要小心"。这是因为冬天皮肤受到寒冷刺激，使交感神经兴奋起来，血管收缩，导致血压急剧上升。反过来，如果用热酒壶温暖皮肤，可以使末梢血管扩张，加速血液循环，使血压保持在比较稳定的状态。

中医学认为，手掌中央的劳宫穴（中指与无名指指骨交汇处）有益于改善心身疲劳等病症。心身疲劳当然是由精神上的压力造成的，从而刺激交感神经使血压上升，以这一点便可证明，温暖手掌，可降低血压。

在此基础上，再对手掌加以刺激，温暖足底，效果会更好。

另外，如果用热酒壶温暖肚脐下边的部位，会使效果倍增。下腹中央，肚脐与耻骨中间有一个很重要的穴位称为关元穴。关元穴被称为"小肠募穴"，对小肠的功能反应十分敏锐。小肠是调节人体内水含量的重要器官，小肠内侧有无数皱襞，其中有丰富的血管网，如果提高了小肠的功能，也就提高了人体血液的调节能力，从而稳定了血压。

另外，肚脐之下，中医称为"丹田"，与神经功能关系密切，加热此处，可使心情稳定、舒畅，调整交感神经的紧张度，对血压、心脏都会产生很好的影响。

血压急剧升高时的应急降压巧招

1. 按摩腹部

肚脐周围有神阙、丹田、气海、关元等穴位，按摩能够起到降压的作用。血压急剧升高时，可以肚脐为中心顺时针按摩。注意按摩时双手重叠，稍稍用力使腹部有挤压感，最好是能按到腹部微微发热。按摩速度不要太慢，保证每分钟30圈左右，持续按摩5～10分钟即可见效。

2. 捏大脚趾

做过足疗的朋友都知道，足部与人体经络有着密切的关系，足部通过经络与人体的脏腑紧密相连，各脏腑器官在足部都有一定的分布区域和各自的反射区。大脚趾是血压反射区所在的位置，在血压突然升高的时候，可以掐住脚的大拇指和二指之间的横纹正中心，坚持几分钟，血压即可降下来。

3. 深呼吸

遇到血压急剧升高时可坐下来深呼吸，缓缓地重复几次，让心情尽量放松，这时血压往往会下降。

做深呼吸时，闭上眼睛，头和肩、手和脚都不要紧张，身体尽量放松，缓缓用鼻吸气，再轻轻用嘴吐气，此为1组。如此重复10～20组。如果身体用力或噘起嘴唇吐气，头脑里想问题时，血压不但不会下降，反而还会上升。若能做好深呼吸，那么不可思议的事情就会发生了，血压将会大大降低，下降30～40毫米汞柱都不稀奇。

血压降低后宜闭目养神几分钟，不宜着急起身。

巧拿雨伞降血压

改善、预防高血压病，刺激手指是非常有效的。刺激手指的方法多种多样，即使你不是特意的，日常生活中的许多动作都可以达到这个目的。这里介绍一种"巧拿雨伞"，刺激手指的降压方法。

雨天外出，或者打伞遮阳，你只要用手指握住伞柄，就可以了。如果是直伞柄，要用拇指、食指、中指3根手指。如果是带弯儿的伞柄，要用拇指、食指、中指3根手指握住直柄处，把弯柄托于手掌之上，并且要使手的位置高于心脏。

这种握法与平时不大相同，大概会有不稳定的感觉，那么你索性当做是在玩杂技，掌握好雨伞的平衡。这其中的要点是，一定要保持心情的舒畅。如果拿累了，也不必勉强坚持，换成一般的握法，休息一会儿再来，这样反复进行，不久就会习惯的。

中医学认为各指与经络相连，刺激指尖可使经络通畅，促进全身的新陈代谢。

拇指与肺经相连，脑血栓、感冒等由于血液涌上头部而引起的疾病可以通过肺经治疗。另外，示指与大肠经相连，对热性疾患十分有效。

中指与心包经相连，中指上有许多穴位对于治疗心脏病、头痛等很有益处。此外，手掌中央的劳宫穴还具有调整自主神经的作用。

从现代医学的角度来看，刺激手指不仅能够改善血液循环，而且由于手指的知觉神经与大脑直接相连，还可以提高大脑功能。

一般来讲，如果血管末梢中血液流通不畅，会加大血管内压力，从而引起高血压。刺激指尖能够改善血流，减轻血管压力，血压自然会降下来。

这里提醒大家注意的是，使用此法不要紧张、做作，而是要放松心情，把它当成游戏来对待，这样就可以消除心中的紧张感，对血压也会有好处。

附录

常见食物营养成分一览表

食物种类	食物名称	总能量（千卡）	蛋白质（克）	脂肪（克）	碳水化合物（克）
主食	米饭	116	2.6	0.3	25.9
	馒头	221	7	1.1	47
	面包	312	8.3	5.1	58.6
	面条	284	8.3	0.7	61.9
	油条	386	6.9	17.6	51
	粥	46	1.1	0.3	9.9
肉类	猪肉（肥瘦）	395	13.2	37	2.4
	猪肉（瘦）	143	20.3	6.2	1.5
	牛肉（瘦）	106	20.2	2.3	1.2
	酱牛肉	246	31.4	11.9	3.2
	羊肉（瘦）	118	20.5	3.9	3.2
	鸡腿	181	16	13	0
	鸡翅	194	17.4	11.8	4.6
	鸡胸肉	133	19.4	5	2.5
蛋类	鸡蛋	147	12.8	101	1.4
	鸡蛋白	60	11.6	0.1	3.1
	鸭蛋	180	12.6	13	3.1
	鹅蛋	196	11.1	15.6	2.8
	水、海产品、鱼肉	113	16.6	5.2	0
	虾肉	83	16.6	1.5	0.8

续表

食物种类	食物名称	总能量 （千卡）	蛋白质 （克）	脂肪 （克）	碳水化合物 （克）
奶类奶制品	酸奶	72	2.5	2.7	9.3
	奶酪	328	25.7	23.5	3.5
	鲜奶	62	3.1	3.5	4.6
豆类豆制品	豆腐	81	0.1	3.7	4.2
	豆浆	14	1.8	0.7	1.1
蔬菜类	黄瓜	15	0.8	0.2	2.9
	西红柿	19	0.9	0.2	4
	白菜	17	1.5	0.1	3.2
	生菜	15	1.4	0.4	2.1
	蘑菇	20	2.7	0.1	4.1
	胡萝卜	40	1.2	0.2	9.5
	土豆	76	2	0.2	17.2
	茄子	21	1.1	0.2	4.9
水果	苹果	52	0.2	0.2	13.5
	梨	44	0.4	0.2	13.3
	橘子	51	0.7	0.2	11.9
	西瓜	25	0.6	0.1	5.8
	香蕉	91	1.4	0.2	22
	桃	48	0.9	0.1	12.2
	葡萄	43	0.5	0.2	10.3
	猕猴桃	56	0.8	0.6	14.5
	杏	36	0.9	0.1	9.1

注：1千卡=4.18千焦耳。

各种运动和体力活动30分钟的能量消耗表

运动项目	活动30分钟的能量消耗（千卡）
静坐、看电视、看书、聊天、写字、玩牌	30~10
轻家务活动：编织、缝纫、清洗餐桌、清扫房间、跟孩子玩（坐位）	40~70
散步（速度1609米/小时）、跳舞（慢速）、体操、骑车（速度8.5千米/小时）、跟孩子玩（站立位）	100
步行上学或上班，乒乓球，游泳（速度20米/分钟），骑车（速度10千米/小小时）	120
快步，速度1000~1200米/10分钟	175
羽毛球，排球（中等），太极拳，跟孩子玩（走，跑）	150
擦地板，快速跳舞，网球（中等强度），骑车（15千米/小时）	180
网球，爬山（50坡度），一般慢跑，羽毛球比赛，滑冰（中等）	200
一般跑步，跳绳（中速），仰卧起坐，游泳，骑车（速度19~22千米/小时），山地骑车	200~250
上楼，游泳（速度50米/分钟），骑车（速度22~26千米/小时），跑步（速度160米/分钟）	300

注：1千卡=4.18千焦耳。

每天所需基本热量计算表

	年龄	国际单位
男性	11～17岁	岁体重（千克）× 105 = 基本热量（千焦耳）
	18～30岁	岁体重（千克）× 63 + 2850 = 基本热量（千焦耳）
	31～60岁	岁体重（千克）× 48 + 3500 = 基本热量（千焦耳）
	60岁以上	体重（千克）× 56 + 2050 = 基本热量（千焦耳）
女性	11～17岁	体重（千克）× 84 = 基本热量（千焦耳）
	18～30岁	体重（千克）× 61 + 1880 = 基本热量（千焦耳）
	31～60岁	体重（千克）× 36 + 3500 = 基本热量（千焦耳）
	60岁以上	体重（千克）× 44 + 2050 = 基本热量（千焦耳）

血压年龄对照表

性别 年龄	男		女	
	收缩压 （毫米汞柱）	舒张压 （毫米汞柱）	收缩压 （毫米汞柱）	舒张压 （毫米汞柱）
16～20	115	73	110	70
21～25	115	73	110	71
26～30	115	75	112	73
31～35	117	76	114	74
36～40	120	80	116	77
41～45	124	81	122	78
46～50	128	82	128	79
51～55	134	84	134	80
56～60	137	84	139	82
61～65	148	86	145	83